Beatriz Varga Martínez

ORTOPEDIA PARA FARMACÉUTICOS

FORMACIÓN
ALCALÁ

Se terminó de imprimir en los talleres gráficos de Editorial Zumaque en
Polígono Industrial El Retamal, calle olivo 12, Alcalá la Real (Jaén)
en marzo de dos mil veintidos.

Su opinión es importante. En futuras ediciones, estaremos encantados
de recoger sus comentarios sobre este libro. Por favor, háganosla llegar a través
de la web: www.faeditorial.es

Pol. Ind. El Retamal. Calle olivo 12.
23680 ALCALÁ LA REAL (JAÉN)
info@formacionalcala.es / info@faeditorial.es
www.formacionalcala.es / www.faeditorial.es
Tel. 953 58 53 30

1ª Edición: Marzo 2022
ISBN: 978-84-18980-35-0
DL: J 101-2022
Imp.: Editorial Zumaque

ÍNDICE

ORTOPEDIA PARA FARMACÉUTICOS

1. INTRODUCCIÓN A LA ORTOPEDIA

1.1. Generalidades

Gracias a la ortopedia se ha conseguido que muchas dolencias, como pueden ser el dolor crónico de espalda o problemas de rodillas, sean tratadas y solucionadas eficientemente. El farmacéutico, conociendo las propiedades de una ortesis/prótesis, sus indicaciones y contraindicaciones, maneras de tomar las medidas o moldes, adaptación y seguimiento del aparato, está cualificado para poder administrar bajo prescripción médica dicha ortesis/prótesis.

Etimológicamente la palabra *ortopedia* deriva de las palabras griegas para correcto o derecho (orthos) y para formación o educación (pedia). Así puede considerarse como *educación para la corrección*. Y es que originalmente, la ortopedia se centraba en corrergir deformidades en los niños.

La primera persona que utilizó la palabra *ortopedia* fue en 1741 el médico francés Nicolás Andry de Boisregard, que cuando tenía 81 años escribió el libro *Ortopedia o el arte de corregir y de prevenir deformidades en niños*. Y es que como su nombre indica. La ortopedia comenzó con niños lisiado y ancianos, a los que trató de curar y remediar sus enfermedades o discapacidades degenerativas con un método conservador no quirúrgico.

La ortopedia viene representándose por un árbol atado a un poste para evitar su deformidad. Se trata del símbolo internacional para referirse a la ortopedia, y también apareció en 1741.

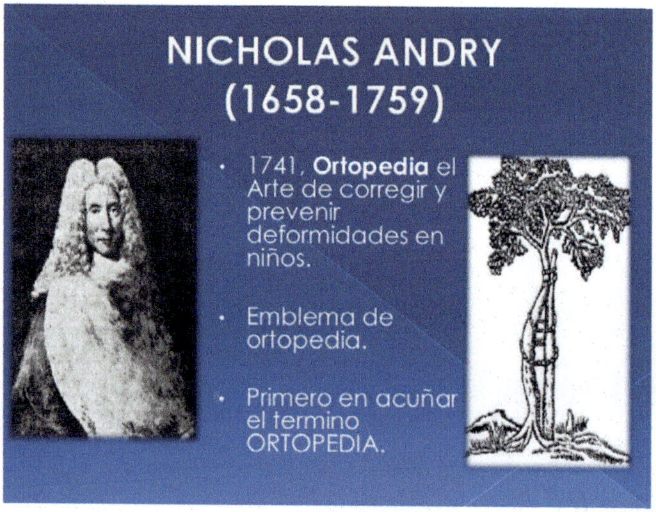
NICHOLAS ANDRY
(1658-1759)
1741, **Ortopedia** el Arte de corregir y prevenir deformidades en niños.
Emblema de ortopedia.
Primero en acuñar el termino ORTOPEDIA.

Figura 1. *Nicholas Andry y símbolo de la ortopedia (1).*

Además de ortopedia, hay otros términos que hay que *definir* antes de continuar. Son:

Técnico ortopédico

Se trata de la persona especializada en la toma de medidas, confección y algunos casos diseño, de ortesis y prótesis ortopédicas que son prescritas por los médicos especialistas, a las personas que tienen alguna deficiencia en un órgano o falta de él.

Ortesis

Proviene del griego *orto*, que significa recto o enderezar.

Una ortesis, según definición de la ISO (*International Organization for Standardization*), es un apoyo u otro dispositivo externo aplicado al cuerpo para modificar los aspectos funcionales o estructurales del sistema neuromusculoesquelético.

La palabra se utiliza para nombrar aparatos o dispositivos, férulas, ayudas técnicas y soportes usados en ortopedia que corrigen o facilitan la ejecución de una acción, actividad o desplazamiento. Sirven para sostener, alinear o corregir deformidades y para mejorar la función del aparato locomotor.

La diferencia con las prótesis en que no sustituyen un órgano o miembro con incapacidad física, invalidez o dismetría, o parte del mismo, sino que reemplazan o refuerzan, parcial o totalmente, sus funciones.

Prótesis

Se trata de una extensión artificial que sustituye o provee una parte del cuerpo que falta por diferentes causas.

La finalidad principal de una prótesis es sustituir una parte del cuerpo que falte por una amputación o que no exista a causa de agenesia, realizando las mismas funciones que la parte perdida, como la piernas artificiales o las prótesis dentales.

Pero también se suele usar con fines estéticos como las prótesis oculares de vidrio, o para dotar al cuerpo de funciones que no tiene naturalmente, como las prótesis mamarias utilizadas en cirugía de reasignación de sexo o de personas transgénero o reconstrucción tras una mastectomía.

Es muy habitual confundir un aparato ortésico (ortesis) con una prótesis, utilizando en ambos casos el mismo término indistintamente (2).

1.2. Historia

Las ganas de sobrevivir empujaban al hombre primitivo a sobrevivir en su entorno. La enfermedad y el dolor eran términos confundidos de carácter sobrenatural, que únicamente los dioses podían controlar.

La creencia antigua era que los dioses consideraban al ser humano una especie inferior, pero peligrosa, porque gracias a su sabiduría podían llegar a usurparles el poder algún día. De ahí que la mitología cuenta toda una serie de relatos de personas sabias que intentan auxiliar a la humanidad, como por ejemplo, Prometeo o Hércules, cuando los dioses se enfadaban y enviaban una tormenta de destrucción sobre la humanidad. Tras siglos de prohibición de la práctica médica, el destino de la humanidad cambia y gracias a la medicina, los dioses empiezan a perder su poder ejecutor. A partir de ese momento el hombre puede curar las enfermedades e incluso la muerte.

En el paleolítico, si a un hombre se le fracturaba un miembro, lo inmovilizaba de manera instintiva. Enseguida se pensó en la forma de realizar mejores inmovilizaciones utilizando férulas rudimentarias construidas con materiales que tenía a su alrededor. En la actualidad, por lo menos existen dos razas que continúan utilizando algunas de las técnicas de inmovilización del hombre neolítico. Se trata de los indios americanos y algunos aborígenes australianos.

En la edad de hierro, aparecen los primeros indicios de cirugía y se puede apreciar en la caverna de la Tene (Francia) donde hay en la pared numerosos dibujos de manos humanas operadas con alguna explicación religiosa. Se inventaron los primero cuchillos y sierras, utilizados sobre todo con la finalidad de amputar dedos. El procedimiento quirúrgico practicado habitualmente era la trepanación, inspirada en la creencia que un espíritu maligno moraba dentro del ser y debía ser liberado mediante la perforación de la bóveda craneal. Las civilizaciones incas, mayas y de la América precolombina son ejemplos, pero también se han encontrado evidencias en Suiza, Polonia, Dinamarca, Suecia y Francia. Además, se realizaba la trepanación para tratar la hemorragia intracraneal.

En el antiguo Egipto, se encontraron papiros que narran maestría quirúrgica. Los más antiguos e importantes son los de Edwing Smith, de 1600 a. C. En ellos se aprecian unos 50 casos donde se explican reducciones de fracturas como las de clavícula, brazo, cuello y reducciones de luxaciones de mandíbula.

En las momias de la V dinastía se han encontrado cuerpos con los miembros fracturados fertilizados. Las fracturas de antebrazo y fémur eran las más habituales. De esta época son las primeras muletas, encontradas en el portal de la tumba de Kirkouf de 2.800 a. C.

En la antigua Grecia es donde se empiezan a encontrar los primero textos de medicina con base científica. En el tratado hipocrático hay documentos que se ha redescubierto en épocas recientes.

Al final de la cultura griega, durante el dominio del imperio romano estudian a Galeno, dejando de lado a Hipócrates que fue estudiado únicamente a través de sus escritos. Es en esta época donde nacen las prótesis o miembros artificiales. La fase moderna de esta rama de la ortopedia empieza en la época de Paré en el siglo XVI. Pero en épocas anteriores hay indicios de uso de prótesis en civilizaciones mucho más primitivas. Hay una pierna de madera hallada en Capua, sur de Italia en el año 300 a.C. y que se exhibe en el museo del *Royal College of Surgeons*. También se ha encontrado de esta época una mano de hierro y un pie artificial.

De la antigua India proviene el Ajur-Veda de Susruta de 1.000 a. C., que es el análogo en la India de tratado hipocrático, donde se describía toda la práctica médica y quirúrgica, utilizando férulas de bambú para inmovilizar.

En la Edad Media, a pesar de estar un poco eclipsada por la exuberancia de la literatura religiosa, hubo grandes cirujanos como Paul de Aegina en el siglo VII, y gracias a él los árabes recibieron sus conocimientos en medicina. Pero debido a sus creencias religiosas los árabes no podían realizar disecciones ni vivisecciones, y así han sido mejores médicos que cirujanos.

En esta época, la cultura en Europa empieza a cambiar gracias a la aparición de las primeras universidades. Una de las más importante fue la Universidad de Salerno que inicialmente fue un hospital monástico. En ella se utilizaba el estudio anatómico como una base fundamental en la práctica quirúrgica. Debido al prestigio de la escuela médica de Salerno, se creó la Universidad de Bologna, que todavía es centro de referencia en el conocimiento de la cirugía ortopédica. En Bologna es donde se escribió el mejor libro de anatomía conocido antes del Renacimiento. Fue el libro *La Cyrurgia* escrito por Guglielmo de Saliseto en 1275. Gracias a él, se trataron las fracturas y luxaciones.

En el Renacimiento, con el uso de la bala de cañón en la batalla de Crècy (1346 d. C.), cambia el tipo de lesiones a tratar por la ortopedia. Las fracturas son más complejas, grandes y numerosas. A la vez empiezan las plagas y enfermedades que provocan mayor número de malformaciones, columnas desviadas y fracturas, creando la necesidad de mejorar la cirugía ortopédica. En esta época Leonardo da Vinci fue el primero en dibujar exactamente la anatomía del cuerpo gracias a sus numerosos estudios con disecciones.

El problema de la prótesis o miembros artificiales fue una gran preocupación para los científicos de entonces. Las prótesis empezaron a ser muy utilizadas, ya que facilitaban la vida a las personas con miembros amputados.

El origen de la palabra *ortopedia* proviene del título de un tratado publicado en 1741 por Nicolás Andry, profesor de Medicina de la Facultad de París:

> *Orthopédie, ou l'art de prevenir et de corriger dans les enfants les difformités du corp.*
> (Ortopedia, el arte de prevenir y de corregir las deformaciones de los niños).

Andry creyó que muchas deformidades del adolescente y el adulto se originaban en la edad infantil, y él fue quien empezó a utilizar la palabra ortopedia. Se concibió la palabra ortopedia para mejorar las deformidades en los niños. También, gracias a él, tenemos el emblema de la cirugía ortopédica, que es un árbol torcido que se corrige por medio de un poste.

La historia de la ortopedia ha evolucionado mucho a partir de los grandes acontecimientos bélicos. Tras la Primera Guerra Mundial cambia sustancialmente el desarrollo las técnicas ortoprotésicas en Europa. Pero no es hasta que termina la Segunda Guerra Mundial, cuando avanza mucho más, gracias sobre todo a la financiación de la administración de EEUU que invirtió en políticas de desarrollo e investigación del sistema funcional músculo esquelético, y la evolución de los materiales obteniéndose unos aparatos ortopédicos más ligeros y duraderos, más aceptado por los pacientes y funcionalmente más parecidos a las partes corporales que suplían o compensaban (3).

Es muy importante tener en cuenta que tanto las ortesis como las prótesis para su correcta prescripción tienen que respetar la biomecánica del elemento articular afectado.

La mayoría de las ortesis que hay en el mercado se denominan con el nombre del inventor, el lugar de procedencia o la función que ejerce. Debido a esta variabilidad, esta terminología puede llevar a la confusión.

A mediados del siglo XX se crea una base de datos para la terminología ortopédica para la denominación de la nomenclatura usada a escala internacional, según la situación anatómica donde va a realizar su acción. Fue gracias al Dr E. Harris en su trabajo en el *Committee on Prosthetics Research and Development,* que clasifica las ortesis según los segmentos anatómicos y las articulaciones que abarcan, y propone un sistema de abreviaturas derivadas de las iniciales de los términos ingleses. Se acepta esta nomenclatura por abreviaturas, incluso los orteasistas de habla no inglesa.

Ortesis de miembro inferior

- FO: *Foot Orthosis* (ortesis del pie)
- KO: *Knee Orthosis* (ortesis de rodilla)
- HO: *Heep Orthosis* (ortesis de cadera)
- AFO: *Ankle Foot Orthosis* (ortesis de pie y tobillo)
- KAFO: *Knee Ankle Foot Orthosis* (ortesis de pie, tobillo y rodilla)
- HKAFO: *Heep Knee Ankle Foot Orthosis* (ortesis de cadera, rodilla, tobillo y pie)

Ortesis de miembro superior

- HO: *Hand Orthosis* (ortesis de mano)
- WU: *Wrist Orthosis* (ortesis de muñeca)
- EO: *Elbow Orthosis* (ortesis de codo)
- SO: *Shoulder Orthosis* (ortesis de hombro)
- WHO: *Wrist Hand Orthosis* (ortesis de mano y muñeca)

- EWHO: *Elbow Wrist Hand Orthosis* (ortesis de mano, muñeca y codo)
- SEWHO: *Shoulder Elbow Wrist Hand Orthosis* (ortesis de mano, muñeca, codo y hombro)

Ortesis de columna

- CO: *Cervical Orthosis* (ortesis cervical)
- LO: *Lumbar Orthosis* (ortesis lumbar)
- SIO: *Sacroiliac Orthosis* (ortesis sacroilíaca)
- LSO: *Lumbosacral Orthosis* (ortesis lumbosacra)
- TLSO: *Toraco Lumbosacral Orthosis* (ortesis toracolumbosacral)
- CTLSO: *Cervical Toracic Lumbosacral Orthosis* (ortesis cervicotoracolumbosacral) (2)

2. ANATOMÍA, FISIOLOGÍA Y BIOMECÁNICA DEL APARATO LOCOMOTOR

2.1. Generalidades

La anatomía es la ciencia que estudia la estructura del cuerpo (4). Estudia la forma y estructura de un cuerpo, en este caso, el humano, es decir, además de la forma, la topografía, la ubicación. la disposición y la relación entre sí de los órganos que las componen.

Aunque la anatomía se basa sobre todo en el examen descriptivo de los organismos vivos, la comprensión de esta arquitectura implica en la actualidad una unión con la función, por lo que se confunde a veces con la fisiología (en lo que se llama anatomía funcional).

Variedades

La anatomía humana se puede dividir en diferentes *tipos:*

- *Anatomía descriptiva:* También llamada *anatomía sistemática.* Se ocupa de la forma externa e interna de los órganos y sistemas del cuerpo. esquematiza el estudio del cuerpo humano dividiéndolo en las mínimas partes constituyentes, y organizándolas por sistemas y aparatos.
- *Anatomía topográfica:* También llamada *anatomía regional.* Se ocupa de situar la estructura y relacionarla con otros órganos. Organiza el estudio del cuerpo por regiones siguiendo diversos criterios. Es más funcional y práctica, bajo un entendimiento más comprensivo de las relaciones entre las diferentes estructuras componentes. La anatomía de superficie es un área esencial en el estudio, ya que ofrece una información visible y táctil sobre las estructuras que se sitúan bajo la piel.

- *Anatomía fisiológica:* También llamada *anatomía clínica*. Se ocupa de la función de la estructura. Estudia la estructura y la función en correlación a situaciones médico-clínicas. Hay diferentes áreas: anatomía quirúrgica, anatomía radiológica y ultrasonográfica para el diagnóstico por imágenes, anatomía morfogenética para detectar enfermedades congénitas del desarrollo, anatomopatología,...
- *Anatomía artística:* Se ocupa de lo referente a la representación artística de la figura humana. Los músculos según las posturas y esfuerzos, los cambios anatómicos según edad, gestos,...
- *Otras:* Anatomía comparada, funcional,...

Posición anatómica

Se trata de la posición de referencia en las *descripciones anatómicas*: de pie (en bipedestación) de cara al frente con las extremidades inferiores separadas ligeramente y los pies hacia delante, las extremidades superiores extendidas y a los lados con la palma de la mano hacia delante (supinación). Al describir el movimiento humano es la posición de partida aceptada universalmente y desde la cual todos los movimientos inician su recorrido articular (2).

Además existen otras *posiciones posibles*:

- *Posición cúbito-prono:* Tumbado hacia abajo, mirando al suelo y apoyado en él en el tórax.
- *Posición cúbito-supino:* Tumbado hacia arriba, mirando hacia arriba y apoyado en la espalda.
- *Posición cúbito-lateral:* Tumbado de lado y apoyado sobre su lado.

Planimetría

Se trata del conjunto de planos imaginarios que nos sirven de referencia para la división del cuerpo humano en diferentes zonas para su estudio anatómico.

Las coordenadas anatómicas sirven para situar las estructuras del organismo en el espacio, a través de ejes, planos y direcciones.

Los planos del espacio se forman por la unión de los diferentes *ejes:*

- *Plano sagital:* Divide al cuerpo en 2 mitades (derecha e izquierda) no iguales, ya que no estarán los mismos órganos. Lo corta a través de la sutura sagital que está en la línea media del cráneo. Es perpendicular al suelo.

- *Plano transversal u horizontal:* Divide al cuerpo en 2 mitades (superior e inferior). Es paralelo al suelo y va a través del ancho del cuerpo en dirección horizontal.
- *Plano frontal o coronal:* Divide al cuerpo en 2 mitades (anterior y posterior). Lo corta a través de la sutura coronal, de ahí su nombre. También es perpendicular al suelo.
- *Planos parasagitales:* Son todos los planos paralelos al plano sagital y se desvían de la línea media.

Ejes del espacio

Son las líneas imaginarias que atraviesan el cuerpo en una determinada dirección.

- *Eje longitudinal o vertical:* Recorre el cuerpo de arriba a abajo y es perpendicular al plano horizontal.
- *Eje transversal u horizontal:* También llamado *latero-medial.* Recorre el cuerpo de lado a lado, de derecha a izquierda y es perpendicular al plano sagital.
- *Eje sagital o anteroposterior:* También llamado *dorso-ventral.* Recorre el cuerpo de delante hacia atrás, desde la parte más anterior a la parte más posterior y es perpendicular al plano frontal.

Relaciones entre estructuras

- *Ventral o anterior:* Todo aquello que está por delante de todas las estructuras.
- *Dorsal o posterior:* Todo aquello que está por detrás de las estructuras.
- *Cefálico o superior:* Todo aquello que está más cerca de la cabeza.
- *Caudal o inferior o distal:* Todo aquello que está cerca de los pies y lejos de la cabeza.
- *Lateral o externo:* Todo aquello que está más cerca de la parte exterior o borde externo del cuerpo, es decir, más alejado de la línea media.
- *Medial o interno:* Todo aquello que está más cerca de la línea media.

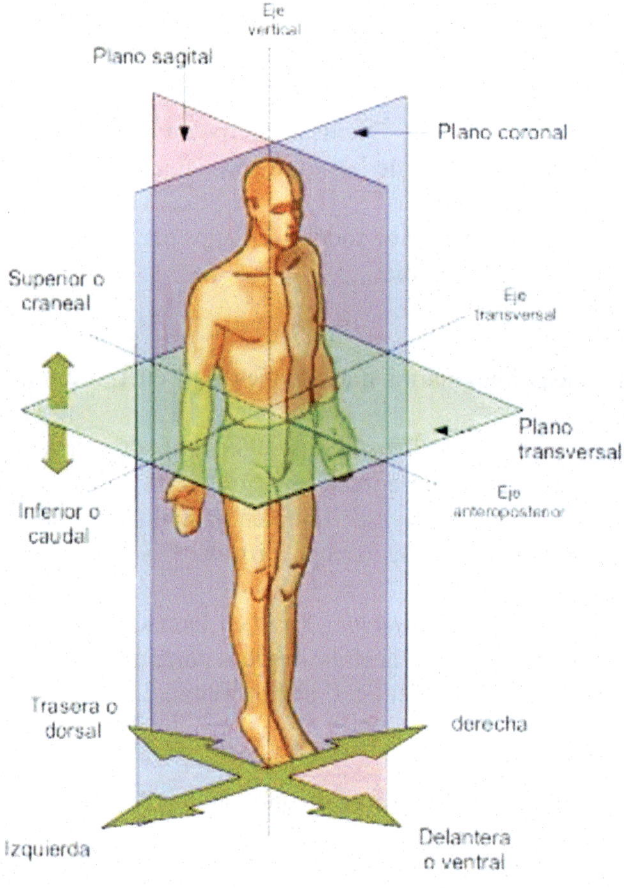

Figura 2. *Posición anatómica (5).*

Terminología de las articulaciones (movimientos)

Además, las diferentes partes del cuerpo pueden realizar distintos *movimientos:*

- *Columna:* Flexión (agacharse hacia delante) y extensión (inclinarse hacia atrás).
- *Extremidad superior:* Flexión (levantar un peso, se coloca el antebrazo sobre el brazo) y extensión (liberar el peso).
- *Extremidad inferior:* Flexión (llevar los pies hacia atrás) y extensión (llevar los pies hacia adelante).

- *Cadera:* Flexión (elevar el muslo, el muslo se coloca sobre la cadera) y extensión (llevarlo hacia atrás).
- *Extremidades superior e inferior:* Abdupción (separarse del eje central del cuerpo) y adupción (acercarse al eje central del cuerpo o sobrepasar la línea media).
- *Antebrazo:* Pronación (colocar la palma de la mano hacia el suelo) y supinación (colocar la palma de la mano hacia adelante).
- *Manos y pies:* Rotación (externa o interna, dependiendo si se acerca o se aleja de la línea media del cuerpo).

2.1.1. Huesos

Osteología

La osteología es la ciencia que estudia los huesos. El sistema esquelético está formado por unos 200 huesos. Los huesos están unidos entre sí gracias a las articulaciones que permiten los movimientos. En toda articulación hay una cápsula que evita que se separen.

Los huesos son estructuras vivas del organismo con funciones muy importantes. Formados por un tejido conjuntivo especial, capaz de mineralizarse (captar sales minerales en su matriz), lo que hace que sea muy resistente y duro, depósito de calcio, soporta tensiones muy fuertes. Cambian continuamente. Poseen vasos sanguíneos que los nutren y eliminan sustancias de desecho. Poseen nervios y pueden enfermar, infectarse,... Pero cuando un hueso se rompe se puede reparar.

Según la actividad física, el hueso se remídela. Si el hueso no se *usa*, se atrofia y va degenerando al no mantener el cuerpo humano esas estructuras que no usa.

Existen variaciones de huesos entre diferentes razas y sexos. El sexo femenino tiene los huesos más cortos y delgados que el sexo masculino. Además, a partir de la menopausia aumenta el riesgo de sufrir osteoporosis, debido a la disminución ósea.

Los *huesos* pueden ser:

- *Huesos axiales:* Forman parte de las estructuras del eje del cuerpo (cabeza, columna, costillas y esternón).
- *Huesos apendiculares:* Son las extremidades y su región de unión con el tronco, también llamadas *cintura escapulario* y *cintura pélvica.*

Funciones de los huesos

- *Mecánicas:* Sostén, eje, punto de apoyo para el desplazamiento, protección de estructuras delicadas.
- *Metabólicas:* Al tener tanto calcio, sirve de almacén. El nivel de calcio regula la transmisión nerviosa.
- *Hematopoyética:* Producción de células sanguíneas (médula ósea roja) y función de reserva energética (médula ósea amarilla).

Clasificación de los huesos

Se clasifican según *forma y estructura* en:

a. *Huesos largos:* Con zona central alargada y hueca, es decir, zona tubular central llamada diáfisis y los extremos ensanchados, llamados *epífisis*. En la zona de transición hay una zona triangular llamada metáfisis. La cavidad de la diáfisis es llamada *cavidad medular.*

b. *Huesos cortos:* Con estructuras sencillas. Son cúbicos o prismáticos. Con dimensiones parecidas de alto y ancho. Los más típicos son los del carpo y tarso.

c. *Huesos planos:* Es un grupo heterogéneo de huesos anchos. Se caracterizan por ser planos, pero esto no es exacto (por ejemplo, la mandíbula). Además, hay huesos planos que son translúcido como la escápula. Otros huesos planos son resistente y gruesos como la bóveda craneal, con zonas de hueso compacto y fuerte, y entre estas dos partes exterior e interior, hay una serie de tabiques resistentes. El espacio entre los tabiques se llama *diploe*. Las trabéculas del diploe no son como las del hueso esponjoso.

d. *Huesos mixtos:* Son planos y cortos como las vértebras (las láminas son planas y el cuerpo corto).

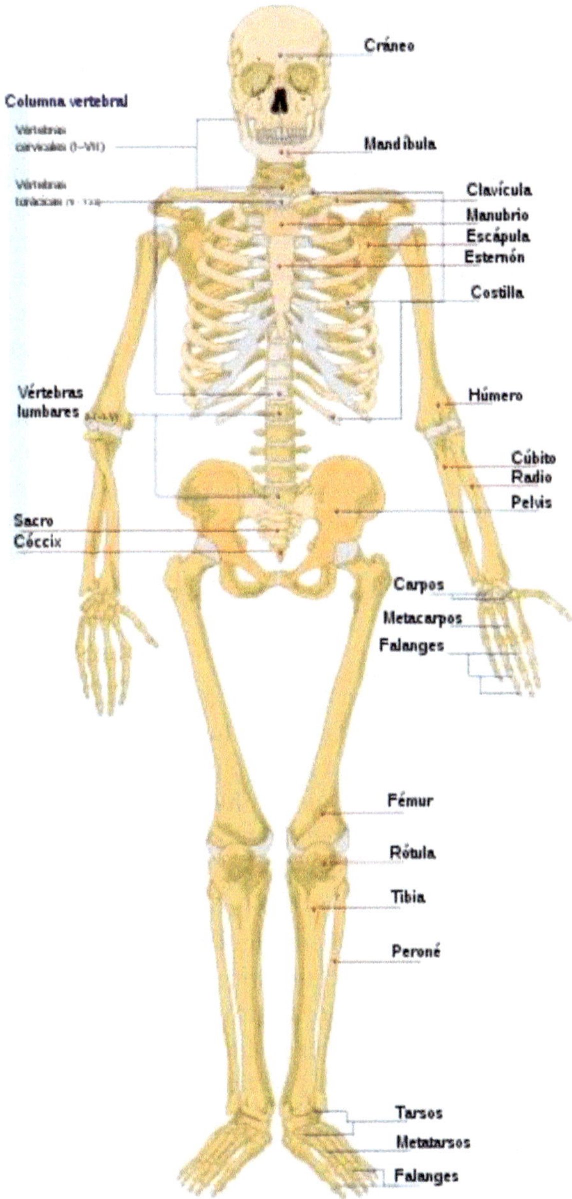

Figura 3. *Esqueleto humano (6).*

Organización del tejido óseo o estructura interna de los huesos

Hay 2 *zonas* diferenciadas:

- *Zona de hueso esponjoso:* Laminillas que se entrecruzan formando un laberinto. Se encuentra donde la presión a la que se encuentra el hueso es de direcciones variables (por ejemplo, en el pie). Estará en todo los huesos cortos, en algunos planos y en las epífisis de los largos, la zona que está cerca de las articulaciones (por ejemplo, en el fémur). Las trabéculas del hueso esponjoso actúan confluyendo al compacto a la altura de la diálisis. Hace que las presiones del hueso se dirijan al eje del hueso, que soporta mejor la presión. La médula ósea roja se encuentra en el tejido esponjoso, con función de formar glóbulos sanguíneos y función hematopoyética.
- *Zona de hueso compacto:* Está en todos los huesos formando su corteza. Está formado por laminas paralelas de hueso. También está en la diáfisis de los huesos largos formando las paredes del canal medular. Formado por osteomas que se colocan formando una columna hueca en la diáfisis de los largos. En esta diáfisis se encuentra la médula ósea amarilla, que es el tejido graso de reserva y función energética.

Crecimiento de los huesos

Los huesos pueden crecer en dos *sentidos:*

- *Crecimiento en volumen:* Todos los huesos pueden crecer en volumen a partir del periostio. Este crecimiento puede durar toda la vida.
- *Crecimiento en longitud:* Sólo los huesos largos pueden crecer en longitud y se produce por el crecimiento intersticios. Pero el tejido óseo no permite el crecimiento intersticial (dos células crecen y se van separando). Solo se produce en la fase en la que todavía no están osificados del todo, ya que el tejido cartilaginoso en el fémur se encuentra en la metáfisis y se llama cartílago metafisiario. Llega el momento en que el cartílago desaparece al confluir los centros de osificación y el hueso no crece más. Los últimos que lo hacen son la tibia y el fémur. Este crecimiento está determinado por factores genéticos (de padres altos, hijos altos); factores hormonales (de crecimiento, sexuales); factores físicos (ejercicio); factores nutricionales (calcio, proteínas); factores farmacológicos,…

Los huesos se adaptan, van cambiando de forma. Están continuamente construyendo y destruyendo (osteocitos, osteoclastos).

Nutrición de los huesos

El hueso es una estructura sensible, viva, enervada por nervios e irrigada por arterias. Se irriga de 3 *formas:*

- Las epífisis de los huesos largos o planos se irrigan por múltiples vasitos que se distribuyen al interior.
- La superficie de los huesos está irrigada e enervada por el periostio.
- La diáfisis por una sola arteria que forma un agujero en la epífisis y después se distribuye hacia la diáfisis.

Cartílagos

Se *diferencian* de los huesos en:

- Al no estar mineralizados son más flexibles.
- Tienen capacidad para crecer.
- No tienen vasos en su interior.
- Se nutren por difusión.
- Sin capacidad de regeneración.

Se encuentran formando parte del esqueleto durante el desarrollo. También como parte del esqueleto adulto, donde se necesita una zona flexible como en la oreja, laringe, tráquea, nariz, tórax entre costillas y esternón. Son partes del hueso que no llegan a osificarse. La parte más medial de la costilla (aproximación a xifoides). Y en articulaciones complejas.

2.1.2. Articulaciones

Las articulaciones son el conjunto de partes blandas y duras que forman los medios de unión entre dos o más huesos.

Se clasifican en:

- *Según su función (el movimiento):*
  a. Inmóviles, también llamadas *sinartrosis*; no se mueven.
  b. Semimóviles o *anfiartrosis*.
  c. Móviles o *diartrosis*, son las articulaciones sinoviales.
- *Según su estructura, según los medios de unión:*
  a. Uniones óseas: cuando dos huesos se funden para formar uno sólo.
    – Ej.. sacro: fusión de 5 vértebras.
    coxal: fusión de 5 huesos.
    occipital: se une al esfenoides.

A partir de los 35 años estos huesos están totalmente unidos.

b. Uniones fibrosas: Son las que tienen una capa de tejido fibroso entre los huesos. Son de dos *tipos:*
- *Suturas:* son más abundantes. Con zonas en las que los huesos están muy próximos y una capa finísima de tejido fibroso. Según el borde del hueso pueden ser: planas, dentadas o en bisel (Ej., parietal-temporal). Un tipo de sutura especial es la gónfosis que se da en el encaje del diente en la mandíbula y el maxilar. Entre ellos queda un tejido fibroso llamado ligamento periodontal.
- *Sindesmosis:* se da entre huesos más separados. Lo que hay entre los huesos es una membrana o ligamento y no una capa. A diferencia de la sutura que no permite el movimiento, la sindesmosis es algo más móvil. La articulación entre tibia y peroné es una anfiartrosis, y los une una membrana interósea.

c. Uniones cartilaginosas: hay dos tipos:
- *Sincondrosis:* se interpone una lámina de cartílago hialino entre los huesos. O bien sínfisis si lo que hay es un cartílago fibroso (fibrocartílago). Un ejemplo en el adulto es la unión que existe entre la primera costilla y el esternón, y en el feto son las uniones entre los distintos centros de osificación.
- *Sínfisis:* se trata de un tipo de anfiartrosis. Un ejemplo es la unión de los huesos del pubis y entre las vértebras (discos intervertebrales). Son poco móviles, pero se puede flexionar la columna gracias a ellos.

d. Articulaciones sinoviales: son todas las articulaciones diartrósis. Se caracterizan por tener entre los huesos una cavidad con líquido que permite el deslizamiento de las estructuras. Se trata de dos superficies aisladas, no unidas y que gracias al líquido se pueden deslizar. Las articulaciones sinoviales tienen mucha invernación. Las articulaciones sinoviales están formadas por distintos *componentes:*
- Dos o más huesos (Ej., cóndilos de fémur y tibia)
- Lámina de cartílago hialino (que recubre la superficie del hueso)
- Cápsula articular (tejido fibroso que rodea la cavidad)
- Filamentos de tejido fibroso (rodean la cápsula haciéndola más resistente)
- Membrana sinovial (epitelio que rodea todas las superficies menos la cartilaginosa y recubre el líquido)

- Meniscos (láminas de fibrocartílago que tabican totalmente o en parte la cavidad; no están siempre)
- Ligamentos interóseos (por dentro de la cavidad)
- Ligamentos intrínsecos (por fuera de la cápsula; no intervienen en la articulación)

Tipos de articulaciones sinoviales

Según su forma o estructura tienen diferentes *aplicaciones funcionales*, y permitirá o no el movimiento.

1. *Artrodia:* Las superficies de la articulación son planas. Se desliza una sobre la otra. Pero son poco móviles; movimiento no axial.
2. *Enartrosis:* Las superficies de la articulación son esféricas o casi esféricas. Se trata de una esfera dentro de una cavidad esférica. Permite movimientos en cualquier eje; movimiento multiaxial. Ej., articulación entre el húmero y el omoplato, posibles movimientos de rotación, aproximación y extensión.
3. *Condílea:* Proviene de la palabra *condilo* (huevo en griego). Tiene cavidades glenoideas. Permite movimientos en dos ejes; no permite la rotación. Ej., en muñeca, en articulación metacarpiana.
4. *Tróclea:* Se trata de una cresta con una superficie complementaria con una garganta. No permite el giro, sólo flexión y extensión; es uniaxial. Ej., entre las falanges de los dedos.
5. *Encaje recíproco o en silla de montar:* Cada una de las superficies articulares es cóncava en un sentido y convexa en el otro. Es diaxial; menos la rotación, permite todos los movimientos pero con poca amplitud. Ej., articulación del dedo pulgar.
6. *Trocoide:* Se trata de un cilindro dentro de otro. Permite movimiento en un eje; solo puede girar. Ej., articulación del atlas con la apófisis odontoides del axis.

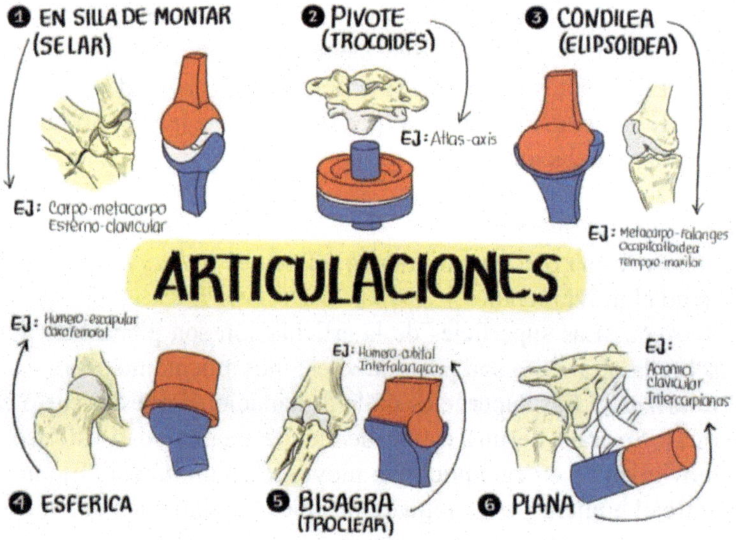

Figura 4. *Tipos de articulaciones (7).*

2.1.3. Músculos

Los músculos son unas estructuras capaces de contraerse bajo ciertos estímulos (nerviosos, eléctricos o por concentraciones de iones), y así dar movimiento al cuerpo.

Existen tres *tipos de tejido muscular:*

- *Cardíaco:* El del corazón.
- *Liso o visceral:* En la pared de vísperas y de los vasos sanguíneos.
- *Esquelético:* Relacionado con los huesos.

Los músculos esqueléticos además de tejido muscular tienen tejido conjuntivo que forma unos tabiques entre las fibras musculares que agrupan las fibrillas en fascículos. Estos tabiques se van reuniendo y envolviendo a todo el músculo en un tabique conjuntivo llamado *aponeurosis*. En algunos músculos está muy reforzada y se llama *fascia*. Son resistentes y blancas. Algunas veces, las fascias envuelven a más de un músculo como en el caso de la fascia lata. Estas aponeurosis, pueden reunirse en el extremo del músculo dando color blanco y formando los tendones. Es por medio de los tendones como se introduce, frecuentemente, el músculo en el hueso. Y a veces, aparecen en el tendón unos huesecillos, llamados *huesos sesamoideos*. El más grande y conocido es la rótula.

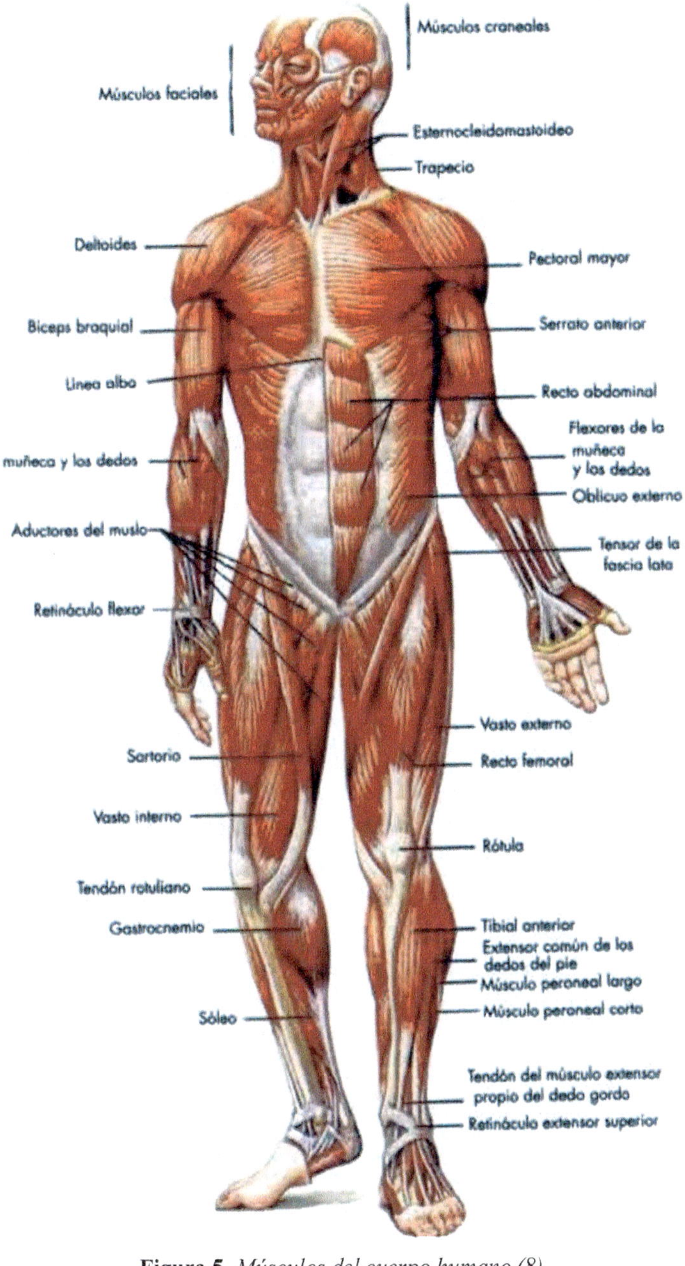

Figura 5. *Músculos del cuerpo humano (8).*

Forma de los músculos

Los músculos pueden tener diferentes *formas:*

- *Cuadrados:* Es la forma más sencilla. Ej., músculo tronador cuadrado.
- *Rectos:* Con dirección longitudinal larga y sus inclusiones son planas, sin tendones; o bien, tendones en el medio. Ej., músculo recto anterior del abdomen.
- *Triangulares:* Las fibras musculares nacen de un punto y se distribuyen de forma triangular. Ej., músculo pectoral menor.
- *Espirales:* Cambia la dirección de las fibras. Las fibras que nacen pístales acaban proximales. Ej., Músculo altísimo (dorsal ancho) y músculo pectoral mayor.
- *Fusiforme (forma de uso):* Se trata de la forma típica del músculo. Pueden tener un tendón a un lado y varios al otro. Ej., músculo recto interno, bíceps, tríceps, cuádriceps.

Además, hay *formas musculares más complejas:*

- Penniformes (forma de pluma)
- Esfínteres (circulares)
- Planos (con fibras paralelas, son más anchos)
- Digástricos (músculos con un tendón intermedio)

2.1.4. Biomecánica

La biomecánica es la ciencia que forma parte de la biofísica especializada en tratar los procesos mecánicos de los cuerpos, dicho de una forma más sencilla: es la ciencia que estudia las relaciones entre el cuerpo humano y las leyes de la física.

Para el desarrollo de las diferentes ortesis hay que tener en cuenta unos *conceptos* fundamentales:

- *Cinemática:* Ciencia que estudia el movimiento de los cuerpos.
- *Estabilidad:* Será mayor cuanto mayor sea el peso del cuerpo y cuánto más alejado esté el eje de giro de la intersección de la perpendicular del centro de gravedad.
- *Estática:* Parte de la mecánica que trata el equilibrio de fuerzas en un cuerpo en reposo.
- *Dinámica:* Parte de la mecánica que relaciona el movimiento de los cuerpos con las fuerzas ejercidas sobre ellos (2).

Leyes de Newton

1. *Primera ley de Newton o ley de la inercia:* Todo cuerpo permanece en estado de reposo o movimiento uniforme sobre una recta si no hay ninguna fuerza que lo modifique.
2. *Segunda ley de Newton o ley de la influencia* que las fuerzas ejercen sobre el movimiento de un cuerpo: Todo cuerpo es capaz de moverse libremente, sometido a una fuerza, adquiere una aceleración proporcional a dicha fuerza.
3. *Tercera ley de Newton* o ley de que en cada fuerza que actúa sobre un cuerpo recibe una fuerza de igual valor pero en sentido inversamente proporcional a la primera: A cada acción se le open siempre una reacción igual y en sentido contrario.

Principios básicos para la comprensión de la relación entre estática y dinámica en la técnica ortopédica

a. La estática como ciencia del equilibrio y aplicada al cuerpo siempre debe relacionarse con la dinámica como ciencia de las fuerzas, ya que únicamente es posible mantener el equilibrio con las fuerzas propias del cuerpo (fuerza interna = fuerza muscular).
b. En las extremidades inferiores la fuerza de la gravedad tiende a flexionar las articulaciones. Únicamente es posible mantener el equilibrio si la fuerza muscular es capaz de neutralizar el peso del individuo.
c. El verdadero concepto funcional del movimiento resulta de la relación del individuo en su entorno. Toda actividad, así como todo movimiento, se basa en la oposición entre organismo y entorno (2).

El diseño de una ortesis tiene en cuenta además del miembro lesionado y sus articulaciones, las leyes estáticas, dinámicas y mecánicas, que se aplicarán en correlación de las circunstancias fisiológicas de las articulaciones.

Laboratorios de estudio biomecánico

- *Análisis visual:* Se utiliza complementariamente. Se trata de grabar con cámaras de vídeo la marcha o cualquier movimiento del paciente desde diferente perspectivas para analizar a posteriori, las posibles anormalidades.
- *Plataformas de fuerza o dinamométricas:* Registran la fuerza ejercida por la zona del cuerpo a estudio. Dan información en los diversos planos

(frontal, sagital y trasversal). Sirven para valorar la interacción entre la ortesis y la extremidad lesionada.

- *Presiones plantares:* Se miden las presiones externas por plataformas de presión o plantillas instrumentadas. A través de sensores, indican las cargas soportadas por unidad de superficie. Se trata de podoscopios evolucionados.
- *Sistemas de análisis de movimiento:* Similar al análisis visual pero a través de un software informático se analiza la información, permitiendo un diagnóstico más preciso del trastorno del movimiento.
- *Electromiografía:* Dan información de la actividad neuromuscular general o durante la marcha.
- *Pruebas de esfuerzo:* El estudio del consumo energético informa de la efectividad de la marcha en relación con la marcha patológica (2).

2.2. Extremidad inferior

2.2.1. Pie

El pie está situado en la zona más distal de la extremidad inferior. Y está dividido en tres *partes:* tarso, metatarso y falanges o dedos.

a) Huesos del tarso

Son 7 huesos.

- *Astrágalo:* Es el hueso del tobillo, también llamado coloquialmente *taba*. Situado en la parte superior del pie, presenta una superficie en la cara superior para articularse con la tibia y el peroné llamada polea astragalina, y una cabeza redondeada que es anterior y un poco medial. La articulación del tobillo se da entre la tibia, peroné y astrágalo, y es de tipo troclea. Los maleolos de la tibia y el peroné forman una pinza en la que encaja el astrágalo, formando la parte más distal de la articulación. Encaja en una cavidad triangular. Esta articulación permite sólo movimientos de flexión y extensión. Además, el astrágalo también se articula con el escafoides (articulación astrágalo-escafoidea). Se trata de una articulación enartrosis y permite todo tipo de movimientos. Y, finalmente, el astrágalo se articula con el calcáneo en la articulación subastragalina que es trocoide.
- *Calcáneo:* Se trata del hueso más grande del tarso. Forma el talón, donde se inserta el tendón de Aquiles. Presenta una apófisis llamada *sustenta-*

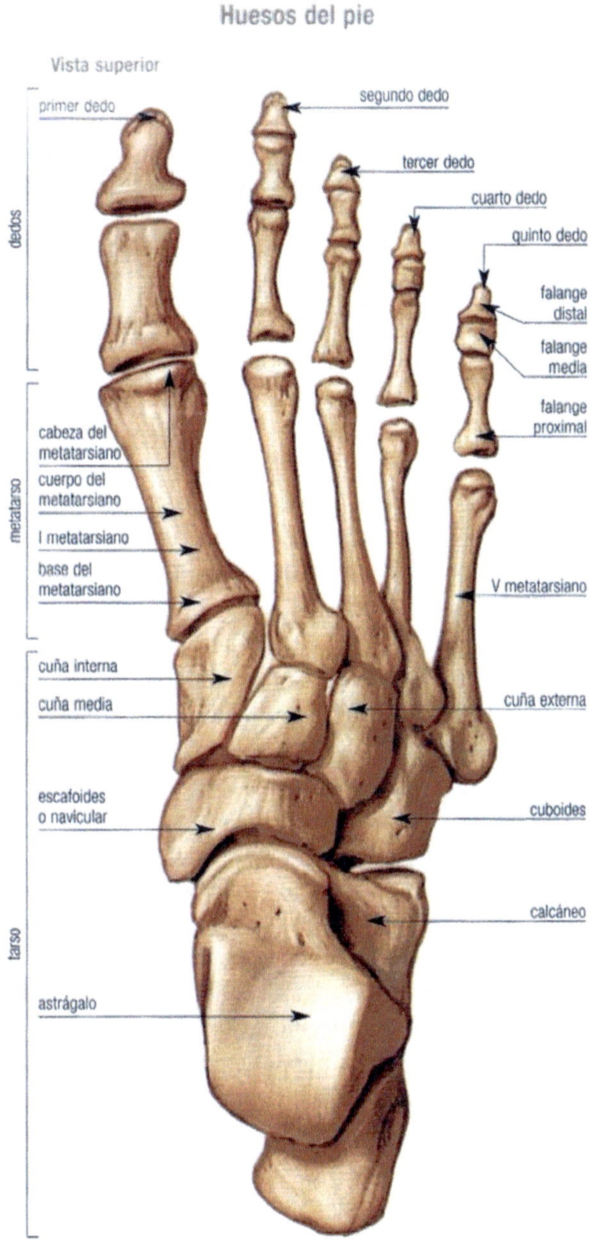

Figura 6. *Huesos del pie (9).*

culum tali, que es la zona por donde se apoya el astrágalo. Esta apófisis se ve por la planta del pie, bajo el astrágalo. Por la zona anterior se articula con el cuboides en la cara lateral del pie.

- *Escafoides:* También llamado *navicular*, por su forma de barco, es un hueso situado en la zona media. Se articula por la parte delantera con la cabeza del astrágalo, por la trasera con las tres cuñas y lateralmente con el cuboides.
- *Cuboides:* Se articula posteriormente con el calcáreo y anteriormente con las bases de los dos últimos metatarsianos.
- *Cuñas o cuneiformes:* Son 3 huesos (lateral, intermedia y medial), que se articulan con el navicular posteriormente y anteriormente con la base de los tres primeros metatarsianos.

b) Huesos del metatarso

Son 5 huesos, desde medial a lateral. Situados entre el tarso y las falanges. Se articulan anteriormente con la falange proximal de los dedos (articulación condílea) y posteriormente con los huesos distales del tarso (articulación artrodia).

c) Falanges

Son los huesos de los dedos. Lo forman 14 huesos, ya que cada dedo está formado por 3 falanges (proximal, media y distal), menos el primer dedo que sólo tiene 2. Las articulaciones interfalángicas son trócleas.

Músculos y ligamentos del pie

En el pie se localizan un número elevado de músculos cortos, menos desarrollados que los de la mano ya que sus funciones son consideradas menos importantes o necesitan menor precisión. Pero sus *funciones* no son menores: mantener la bóveda plantar y soportar el peso del cuerpo, bien en reposo o en marcha.

- *Músculos dorsales:* Son dos y cortos. El músculo extensor corto del primer dedo o dedo gordo y músculo extenso corto de los dedos (los 4 dedos restantes). Ambos sirven para la extensión de los dedos, y actúan de manera coordinada con el músculo extensor largo del primer dedo y con el músculo extensor largo de los dedos respectivamente, situados en la zona anterior de la pierna.
- *Músculos plantares:* Son muy numerosos, largos y complejos. Lo forman tres grupos musculares (interóseos dorsales, interóseos plantares y lumbricales) y siete músculos adicionales (músculo flexor accesorio

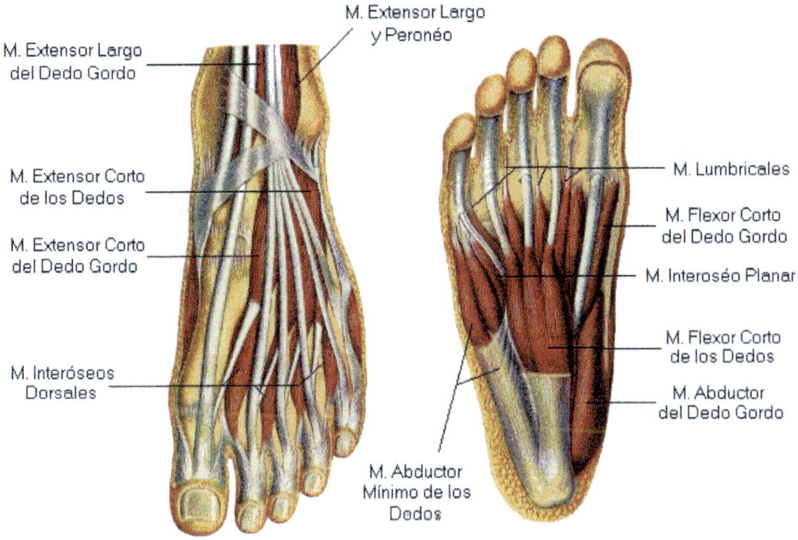

Figura 7. *Músculos del pie (10).*

(cuadrado plantar), músculo flexor corto de los dedos, músculo flexor corto del primer dedo, músculo aproximado o aductor del primer dedo, músculo separador o abductor del primer dedo, músculo flexor del quinto dedo, músculo separador corto del quinto dedo) de los cuales cuatro son flexores. Ocasionalmente, existe un octavo músculo plantar, el oponente del quinto dedo (2).

Tipos de pie en el ser humano

Hay tres tipos en función del tamaño de los dedos, del primero y segundo exactamente. Está relacionado con las diferentes civilizaciones de la historia de la humanidad.

- *Pie griego:* Llamado así porque se observa en las estatuas de la época clásica. El segundo dedo es el más largo después del dedo gordo y el tercero prácticamente mide lo mismo. El cuarto y quinto dedos son más pequeños. En este tipo de pies, las cargas se distribuyen sobre la parte delantera del pie.
- *Pie cuadrado o polinesio:* Como el que se observa en los cuadros de Gauguin. Los dedos son casi todos iguales y están a la misma altura.

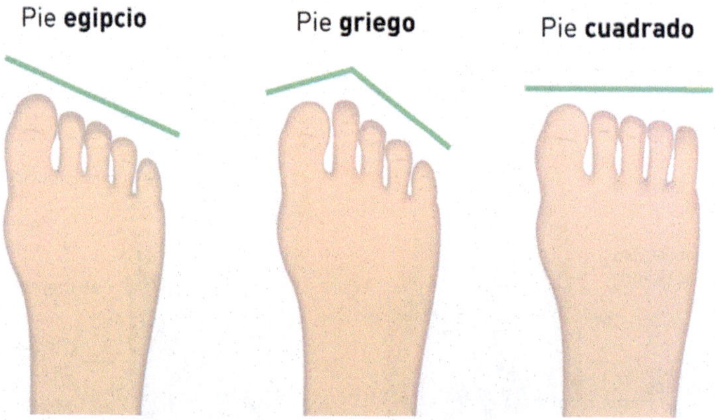

Figura 8. *Tipos de pie (11).*

- *Pie egipcio:* Visible en las estatuas de los faraones. El dedo gordo es el más largo y los otros le siguen por tamaño y orden decrecientes. Es el tipo de pie más expuesto, ya que se sobrecarga más con el calzado y predispone a juanetes (hallux valgus) y a la artrosis metatarsofalángicas (hallux rígidus) (2).

2.2.2. Tobillo

El tobillo es un articulación tróclea que está formada por tres huesos: el peroné, la tibia y el astrágalo. El peroné y la tibia forman una bóveda en la que encaja la cúpula del astrágalo. Los maleolos de la tibia y el peroné forman una pinza en la que encaja el astrágalo, que forma la parte más distal de la articulación. Encaja en una cavidad triangular.

Esta articulación permite sólo movimientos de flexión plantar y de extensión del pie. El movimiento lateral está impedido por los maleolos peroneal y tibial en su tercio distal, que están a ambos lados de la articulación. Y el astrágalo se articula con el escamondes y el cuboides.

Una lesión frecuente entre las lesiones deportivas es la del apéndice posterior o cola en el astrágalo. Se puede producir tras movimientos bruscos, una fractura de la cola del astrágalo que a veces requiere intervención quirúrgica para quitar la porción rota (2).

Ligamentos del tobillo

Todas las articulaciones necesitan ligamentos para mantener la unión de los huesos que la forman, y no dejar que se desplacen ni luxe, pero dejando que se muevan en unos movimientos concretos. Los *ligamentos* más importantes son:

- *Cápsula articular:* Recubre la articulación. Así se forma una cavidad cerrada, estabilizando la articulación junto con los ligamentos.
- *Ligamento lateral externo:* Sale del maleolo externo y se divide en tres fascículos (peroneo-astragalino posterior, peroneo-calcáneo y peroneo-astragalino anterior) y sujeta lateralmente el tobillo. Tras una rotura es relativamente fácil que se produzca un torcedura posterior tras movimientos de inversión del pie.
- *Ligamento deltoideo:* Se trata de un ligamento grande y con forma de triángulo. Sale del maleolo interno y sujeta la parte interna del tobillo.
- *Ligamento sindesmal, sindesmosis o ligamento tibio-peroneo:* Sujeta la parte más distal de la tibia y el peroné para mantenerlos unidos. Su lesión con rotura da muchos problemas ya que tarda en cicatrizar y a veces, deja secuelas de dolor e inestabilidad obligando a intervenir quirúrgicamente.
- Posteriormente en el tobillo hay una *red de ligamentos* que unen la tibia y el peroné (tibio-peroneo posterior), la tibia con el astrágalo,... Entre ellos destaca el *ligamento transverso*, cuya lesión es frecuente (2).

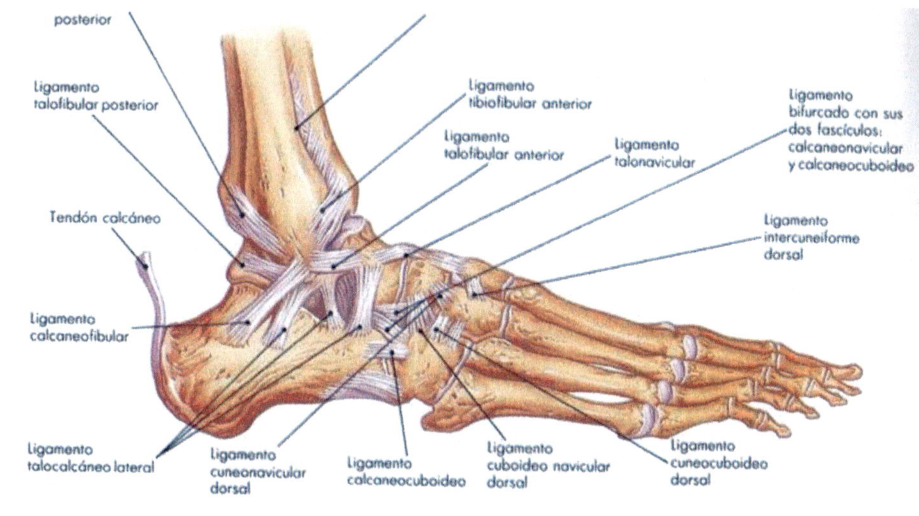

Figura 9. *Ligamentos del tobillo (12).*

Músculos del tobillo

- *Músculos extrínsecos del pie:* Se encargan del movimiento del tobillo y el pie. Se localizan en la pierna y tiran de las inserciones óseas de tobillo y pie. Permiten los movimientos de flexión dorsal, flexión plantar, inversión y eversión del pie.
- *Músculos intrínsecos del pie:* Son los que se localizan en el pie. Permiten movimientos de los dedos: flexión, extensión, abducción y aducción.
- *Flexores plantares:* Se localizan en posteriormente en la pierna, en la pantorrilla. Permiten el movimiento de tracción del pie hacia atrás. Son el sóleo y los gemelos con el tendón de Aquiles común a ambos. Los gemelos son dos (interno y externo) y son superficiales. Y profundo a ellos, está el sóleo. Y entre los tres forman el tríceps sural, que es un músculo con tres vientres). Los tendones de los tres se unen formando un único tendón llamado de Aquiles, que llega al calcáneo. El movimiento que permiten es levantar el talón cuando el pie está en el suelo, elevando así la extremidad inferior. Por lo tanto, se trata de unos músculos esenciales para andar. Y como llegan hasta el fémur permiten también flexionar un poco la rodilla.
- *Flexores dorsales:* Se localizan en anteriormente en la pierna. Son el tibial anterior (músculo central de la pierna bastante largo que permite el movimiento de doblar el pie sobre la pierna), el peroneo anterior (que permiten el movimiento de aproximación del pie haciendo que rote hacia afuera) y el extensor común de los dedos (que permite el movimiento de extensión de los dedos del pie).
- *Inversores del pie:* Es el músculo tibial anterior.
- *Eversores del pie:* Son lo músculos peroneo lateral largo, peroneo lateral corto y peroneo anterior.
- *Aponeurosis plantar:* Se trata de una estructura que forma el suelo de la bóveda plantar, insertándose en el calcáneo. Su inflamación produce fascitis plantar, muy dolorosas.

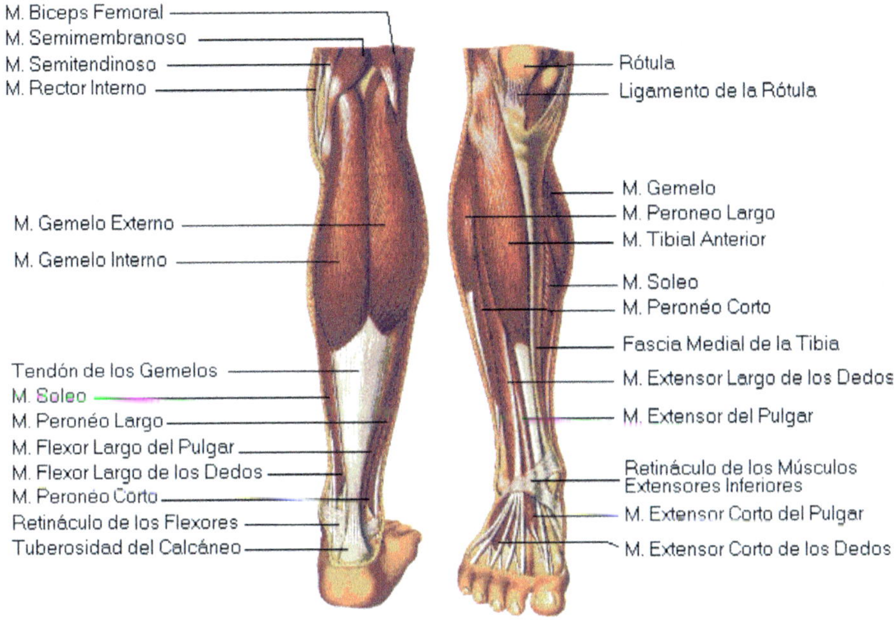

Figura 10. *Músculos de la pierna y pie (13).*

Biomecánica del pie y tobillo

El pie está situado en esa extremo más distal de la extremidad inferior y el tobillo es su articulación. Pero además de esta articulación, existen varias más que posibilitan los distintos movimientos del pie. Estos *movimientos* pueden ser:

- *Movimientos simples:*
  - Dorsiflexión o flexión dorsal (20º-30º): Movimiento de la cara dorsal del pie hacia la cara anterior de la tibia.
  - Flexión plantar (30º-50º): Movimiento de la planta del pie hacia abajo.
- *Movimientos compuestos:*
  - Eversión: Movimiento de la planta del pie hacia afuera; el peso se apoya sobre el borde interno.
  - Inversión: Movimiento de la planta del pie hacia adentro; el peso se apoya sobre el borde externo.

La bóveda plantar es una estructura en la que intervienen coordinadamente ligamentos, músculos, huesos y articulaciones del pie. Gracias a su elasticidad y sus cambios se puede adaptar a los diferentes terrenos de pisada, amortiguando y suavizando la marcha. Estos cambios, de aumentar o disminuir su curvatura, variarán el apoyo y afectarán a la marcha. La bóveda plantar está diseñada para poder aguantar fuerzas de compresión.

La bóveda plantar mantiene su forma sin derrumbarse gracias a los ligamentos y las cápsulas, sino se caería hacia dentro (promoción del tarso). Para ello, también es necesario que la pinza maleolar sujete al astrágalo manteniendo el talón correctamente alineado (pie en posición fisiológica).

La bóveda plantar está formada por el talón, que le da estabilidad, y el antepie, cuyo apoyo metatarsal soporta la carga (2).

2.2.3. Rodilla

La rodilla es una articulación de la extremidad inferior, situada en la zona media. Consta de dos *partes:*

- *Articulación bicondílea entre el fémur y la tibia.* Los dos cóndilos del fémur se articulan en las cavidades de la tibia. Dichos cóndilos, en extensión, encajan perfectamente con la cavidad, pero, en flexión, los cóndilos son más pequeños que la cavidad. Este problema se soluciona con los meniscos, que están entre los cóndilos y las cavidades. Por esta causa, los movimientos en flexión son más amplios que en extensión. A pesar de esto, la tibia puede rotar cuando la rodilla está flexionada; permite un movimiento pequeño de rotación de la tibia respecto al fémur. Los meniscos están dentro de las cavidades y son más anchos por fuera que por dentro.
- *Rótula:* La otra parte de la rodilla es la articulación entre el fémur y la rótula. Se trata de una articulación tróclea. La rótula se desliza sobre el fémur permitiendo movimientos de flexión y extensión.

Los *huesos* que componen la rodilla son:

a) Fémur

Es el hueso del muslo. Se trata del hueso más largo y fuerte del cuerpo, con dos epífisis y una diáfisis. En la epífisis proximal es donde está la zona con forma de cabeza (similar a la de un martillo), situada interiormente (hacia la línea media). Presenta una línea áspera dorsalmente, donde se insertan gran parte de la musculatura del muslo.

Los *accidentes* que se presentan en el fémur son:

En la parte dorsal:

- Cabeza: Para articularse con el coxal.
- Cuello anatómico: Zona de estrechamiento.
- Trocánter mayor: Más proximal.
- Trocánter menor: Más distal.

En la parte distal:

- Dos cóndilos femorales: Para articularse con la tibia.

b) Tibia

Es el hueso más interno de la pierna. Se trata de un hueso largo con dos epífisis (distal y proximal) y una diáfisis. La epífisis próxima es más gruesa y la distal más delgada. En la parte anterior presenta una tuberosidad llamada tuberosidad anterior o rotuliana, donde se inserta el tendón rotulado o tendón del cuádriceps. Además presenta internamente, un saliente en la epífisis distal llamado malévolo medial por donde se une al astrágalo, formando el tobillo interno. En la parte posterior está la línea sólea donde se inserta el músculo sóleo.

c) Peroné

Es el hueso más externo de la pierna. Se trata de un hueso largo con dos epífisis. De la epífisis proximal sale, dorsalmente, una pequeña apófisis en la parte superior. Y la epífisis distal es más gruesa que la proximal y en ella hay una zona lisa articular (llamada maleolo lateral o maleolo peroneal) formando el tobillo externo.

d) Rótula

Se trata de un hueso corto, aplanado y sesamoideo (el más voluminoso del cuerpo humano). Localizado en la parte anterior de la rodilla. Se articula con los cóndilos del fémur y está incluido en el tendón terminal del músculo cuádriceps femoral, también llamado tendón rotuliano. Entre la piel y la rotula hay una bolsa serosa llamada bolsa prerrotuliana.

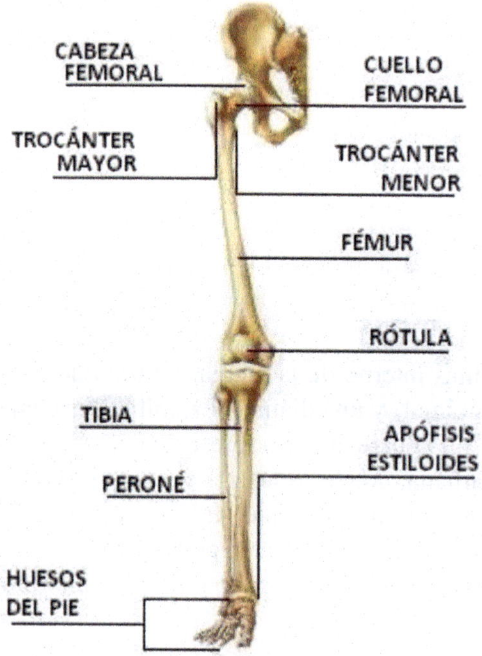

Figura 11. *Huesos de la extremidad inferior (14).*

Otras estructuras de la rodilla

Cartílagos

Se trata de una capa que recubre las superficies articulares para proteger los huesos de la fricción por deslizamiento. El cartílago va sufriendo desgaste a lo largo de la vida. Este proceso degenerativo, a la larga puede producir artrosis. No se regenera. No posee irrigación; se nutre del líquido de la cavidad articular.

Los meniscos son fibrocartílagos con forma de media luna y su función es amortiguar la rodilla. Son dos, uno medial y otro lateral.

Cápsula articular

Se trata de una membrana que recubre toda la articulación de la rodilla. La cápsula impide que se separen las superficies articulares. Tiene alta irrigación y alta internación: muchas terminaciones nerviosas llevan información al cerebro del estado de flexión, extensión, temperatura, dolor,… Tiene dos *partes:*

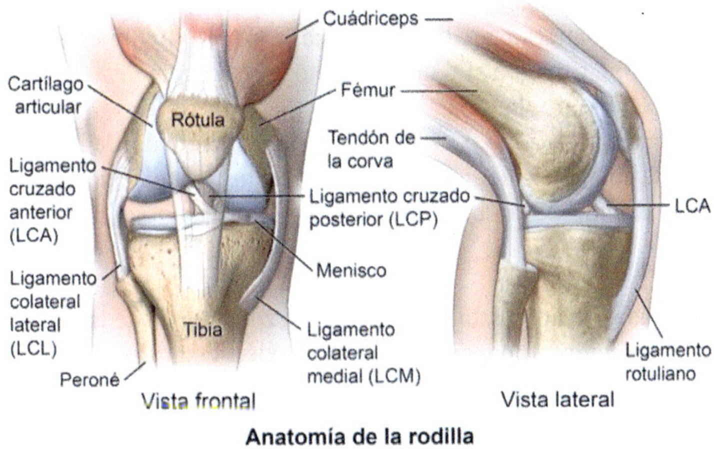

Figura 12. *Ligamentos de la rodilla (15).*

una membrana fibrosa exterior y una membrana fina interior llamada *membrana sinovial.* La membrana sinovial está muy vascularizada y forra toda la articulación excepto en los elementos intraarticulares. Esta membrana es la encargada de producir el líquido sinovial que se distribuye dentro de toda la cavidad y que es el que nutre al cartílago articular. La función del líquido sinovial, aparte de nutrir el cartílago y algunos elementos intraarticulares, es lubricar evitando el roce, eliminar las sustancias de desecho de la articulación. Pero, si se produce inflamación, se generará más cantidad de líquido del que se puede reabsorber, produciendose el derrame.

Ligamentos

Los ligamentos evitan el desplazamiento de las superficies articulares. Los principales *ligamentos de la rodilla* son 4:

a. Ligamento lateral interno: También llamado *ligamento medial colateral.* Va desde la parte superior del cóndilo interno del fémur hasta la parte superior de la tibia. Evita la apertura de la rodilla en valgo, es decir, las rodillas juntas y los tobillos separados (postura en X).

b. Ligamento lateral externo: También llamado *ligamento colateral lateral.* Va desde el cóndilo femoral externo hasta la parte externa de la cabeza del peroné. Evita el movimiento lateral de la rodilla y el genu varum excesivo, es decir, las piernas arqueadas.

c. *Ligamento cruzado anterior:* Va de la parte posterior-lateral del fémur a la parte anterior-media de la tibia. Evita el movimiento hacia delante de la tibia respecto al fémur. Y junto con el ligamento cruzado posterior fijan el fémur y la tibia.
d. *Ligamento cruzado posterior:* Va oblicuamente desde la parte posterior de la tibia y el menisco lateral al condigo medial del fémur. Evita el movimiento de la tibia hacia atrás en la flexión total de la rodilla.

Biomecánica de la rodilla

La rodilla es la articulación situada en la zona media de la extremidad inferior. Sus movimientos fundamentales son flexión-extensión. Este movimiento no es simple en un solo plano, sino que a la vez se produce rotación interna y externa. En la extensión de los últimos 15° de rodilla, se une una rotación externa, alcanzando de esta manera la posición de máxima estabilidad.

Además, la rodilla tiene otro movimiento que se da cuando está en flexión; es el movimiento de rotación sobre el eje longitudinal de la pierna. Así, al ser el movimiento de la rodilla en tres planos a la vez, es muy difícil diseñar una prótesis que reproduzca exactamente esta cinemática.

Mecánicamente, la articulación de la rodilla debe ser estable (debe soportar cargas y presiones) y debe ser móvil (debe situar el pie correctamente, adaptándose a las diferentes superficies). Tiene un complejo mecanismo mecánico, que puede fallar dando esguinces, luxaciones, roturas ligamentosas, etc. Es en flexión cuando se dan estas lesiones sobre todo, ya que es cuando hay mayor laxitud de sus estructuras cápsulo-ligamentosas.

Se trata de una articulación bicondílea en la que también interviene la rótula. La rótula aumenta el momento de fuerza del músculo que varía según los grados de flexión de la pierna, facilita el deslizamiento del cuádriceps sobre los cóndilos, evita el deslizamiento lateral del tendón y, actúa como cojinete de freno de la articulación.

El ángulo Q es el ángulo agudo que se forma de las líneas que unen la espina ilíaca anterosuperior, con el centro de la rótula y éste con la tuberosidad tibial. Sirve para medir el alineamiento de las rodillas. En hombres suele ser de 15° y en mujeres de 17°. Si es mayor a 20° se considera patológico. En mujeres este ángulo es mayor debido a su base pelviana (2).

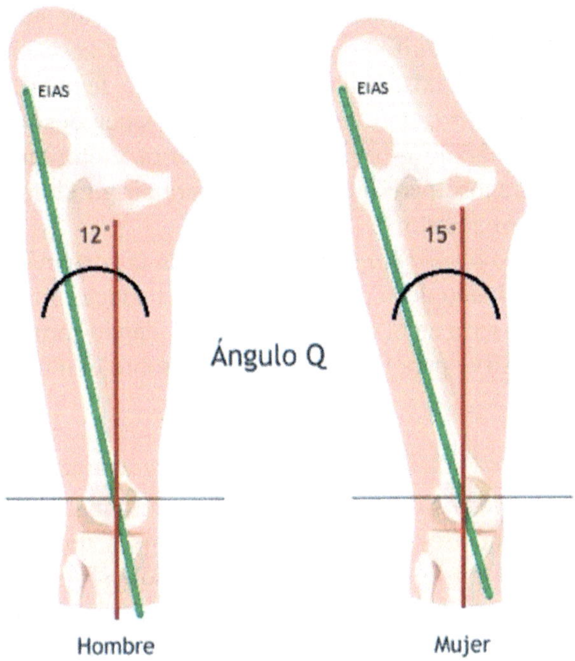

Figura 13. *Ángulo Q (16).*

2.2.4. Músculos de la pierna

a) En la región posterior del muslo están los siguientes músculos:

- *Bíceps crural o femoral:* Se sitúa en el plano más superficial, y en la cara externa del muslo. Consta de 2 vientres:
  - *Porción larga del bíceps crural:* Más superficial y que se inserta en la tuberosidad isquiática del isquion. Su función es extender el muslo sobre la cadera.
  - *Porción corta del bíceps crural:* Está profunda a la larga y llega hasta la parte exterior de la tibia. Su función es flexional la pierna sobre el muslo, y permite que ésta pueda rotar un poco hacia afuera.
- *Músculo semitendinoso:* Situado en la zona interna del muslo, al lado del bíceps y llega hasta la tibia. Se trata de un músculo biarticular, ya que actúa sobre la cadera extendiendo el muslo y, sobre la rodilla flexionando la pierna.

- *Músculo semimembranoso:* Se trata de un músculo más largo y situado más profundamente. Tanto el músculo semitendinoso como el semimembranoso tienen la misma función que el bíceps femoral.
- *Músculo aductor o aproximador mayor:* Tienen dos partes, una al lado del semimembranoso hacia la zona exterior y otra también al lado del semimembranoso pero interior. Sirve para dirigir el muslo hacia dentro, es decir, aproximarlo.
- *Recto interno o músculo grácil:* Situado en la zona más medial o interna del muslo, al lado de la porción interna del aductor mayor, pero internamente. Se inserta en el coxal y en la tibia, dando forma a la cara interna del muslo. Sirve para flexionar la pierna sobre el muslo y también para aproximar.

b) En la región posterior de la pierna están los siguientes músculos:

- *Músculos gemelos o gastrocnemio:* Situados superficialmente. Formados por dos vientres musculares muy poderosos, que están caudales a los músculos del muslo. Junto con el músculo sóleo forman el tendón común llamado tendón de Aquiles y que se inserta en el calcáneo.
- *Músculo sóleo:* Profundo a los gemelos. Se trata de un músculo muy amplio. Y junto con los gemelos forman el tríceps sural. Los tres músculos salen del fémur, pasan por la articulación de la rodilla y se unen al talón por el tendón de Aquiles. Su función es levantar el talón cuando el pie está en el suelo, elevando así la extremidad inferior. Se trata de unos músculos esenciales para andar. Al llegar hasta el fémur, también sirven para flexional un poco la rodilla.

  Debajo del sóleo y los gemelos:
  - *Músculo flexor largo del primer dedo:* Es bastante grande y se inserta en el primer dedo del pie y en la cara posterior del peroné. Sirve para flexionar el primer dedo, como su nombre indica.
  - *Músculo tibial posterior:* Es un músculo más pequeño y situado sobre el flexor largo del primer dedo, entre la tibia y el peroné. Sirve para flexionar la planta del pie.
  - *Flexor común largo de los dedos:* Situado al lado del flexor del primer delo y del tibial posterior, en la cara medial de la pierna. Tiene unos tendones que llegan al segundo, tercer, cuarto y quinto dedo. Al estar situado por detrás de la tibia, es también llamado flexor tibial de los dedos y, como su nombre indica, sirve para flexionar los dedos.

– *Músculo poplíteo:* Es un músculo corto, aplanado y triangular. Ayuda en la flexión de la rodilla y protege al paquete muscular y nervioso.

c) En la región anterior del muslo están los siguientes músculos:

- *Músculo cuádriceps femoral:* Se trata de un músculo muy poderoso y amplio, y cuya función es flexionar el muslo sobre la cadera y extender, a la vez, la pierna sobre el muslo. Está formado por cuatro fascículos o vientres:
  – *Recto anterior:* Es el fascículo central y es superficial. Va desde la pelvis a la rotula. Se trata de un músculo biarticular ya que actúa en la acción de la cadera y de la rodilla. Sirve para flexionar la cadera y extender la rodilla.
  – *Vasto interno:* Situado al lado del recto anterior, hacia la zona medial. Sirve para estabilizar la rodilla y extender la pierna.
  – *Vasto externo:* Situado al lado del recto anterior, pero hacia la zona lateral. Tiene la misma función que el vasto interno.
  – *Vasto intermedio o músculo crural:* Situado profundamente al recto anterior. Sirve para extender la rodilla.
- *Músculo sartorio:* Se trata de un músculo largo y delgado, que delimita un triángulo interno en el muslo. Sale de la zona de la cadera y se dirige hacia la tibia pasando al lado del recto. Sirve para extender la pierna sobre el muslo.
- *Músculo psoasilíaco:* Los músculos psoasilíaco del abdomen llegan hasta la extremidad inferior, formando un sólo músculo. Situado al lado del sartorio, delimitando el triángulo. Sirve para flexionar el muslo sobre la pelvis.
- *Músculo pectíneo:* Situado al lado del psoasilíaco, más medial. Flexiona el muslo y lo aproxima un poco.
- *Músculo aproximador o aductor mediano:* Junto al pectíneo, más medial. Aproxima el muslo.
- *Músculo tensor de la fascia lata:* Situado en la cara externa del muslo, al lado del recto anterior y sobre el vasto externo. Sirve para aproximar y separar la pierna.

d) En la región anterior de la pierna están los siguientes músculos:

- *Músculo tibial anterior:* Es el músculo central de la pierna y es bastante largo. Sirve para flexionar el pie sobre la pierna.

- *Músculo extensor común de los dedos:* Situado al lado del tibial, lateralmente. Sirve para extender los dedos del pie.
- *Músculo extensor largo del primer dedo:* Situado profundo al extenso común. Sirve para extender el primer dedo.
- *Músculo peroneo lateral largo y corto:* Se trata de dos músculos situados al lado del extenso del primer dedo. Sirven para aproximar el pie haciendo que rote hacia afuera.

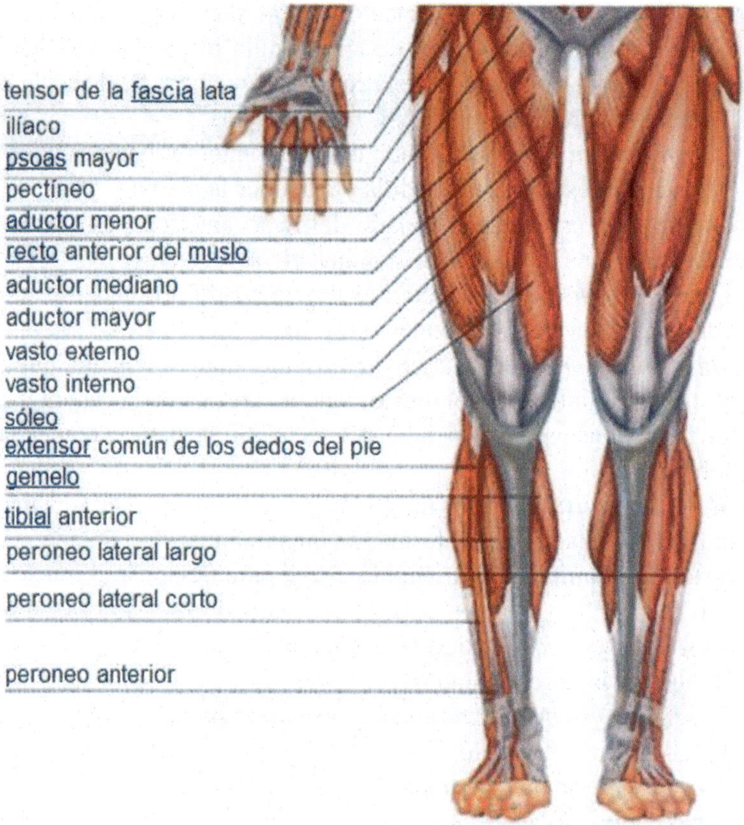

Figura 14. *Músculos del muslo y la pierna (17).*

2.2.5. Cadera

La cadera o articulación coxofemoral es la articulación próxima de la extremidad inferior. Se trata de una enartrosis que permite gran movilidad. *Tiene tres ejes y tres sentidos de movimiento:*

- En un eje transversal, situado en el plano sagital, realiza el movimiento de flexión-extensión.
- En un eje anteroposterior, situado en el plano frontal, realiza el movimiento de abducción-aducción.
- En un eje vertical, situado en un plano horizontal, realiza el movimiento de rotación externa-rotación interna (2).

Las superficies articulares son la cabeza del fémur y la cavidad cotiloidea. y, alrededor de la cavidad cotiloidea hay un cordón fibrocartilaginoso llamado *rodete cotiloideo*, que amplía la calidad para dar mayor congruencia a la articulación coxal.

Los ligamentos que forman la cadera son muy fuertes, debido a lo cual no es frecuente una luxación del fémur. Los *ligamentos* son: ligamento capsular, fascículos de refuerzo de la cápsula y ligamento redondo.

En cuanto a la cintura pélvica, está formada por los huesos coxales. El hueso coxal es el anclaje de la extremidad inferior a la cintura. Es un hueso complejo que se articula con el sacro en su cara interna por la llamada superficie auricular del coxal. Está formado por tres *huesos embrionarios:*

- *Íleon:* Es el más amplio y con forma de paleta. Forma propiamente la cadera.
- *Pubis:* El íleon se continúa con el pubis, que queda por delante cerrando un arco. Hay un agujero obturador o isquiopubiano, ya que está entre el isquion y el púbis.
- *Isquion:* Tras el pubis, hay una zona ensanchada que queda hacia atrás. Se trata de la zona donde te apoyas al sentarte.

En función de la edad, estos tres huesos están unidos entre sí o no. Cuando están unidos, la articulación que hay entre ellos es sinartrosis, pero cuando no están unidos es sincondrosis (fusionado por medio de cartílago hialino).

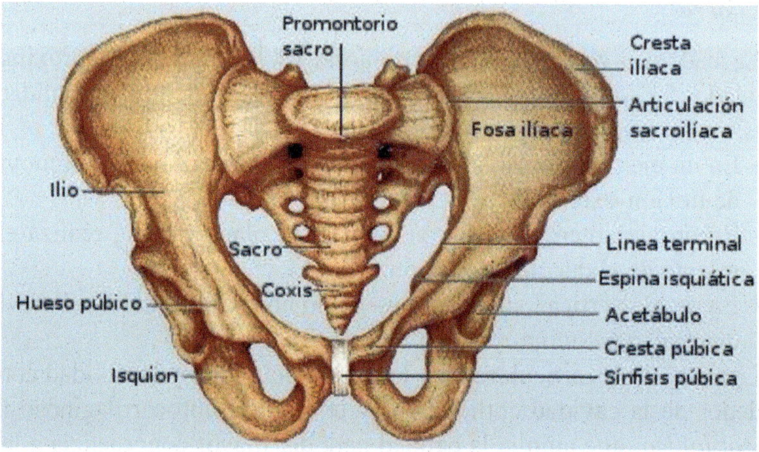

Figura 15. *Pubis (18).*

Biomecánica de la cadera

La cadera es la articulación proximal del miembro inferior, que al ser enartrosis permite amplia movilidad. Realiza tres *tipos de movimientos:*

- *Movimiento de flexión-extensión:* En el eje transversal que está en el plano sagital.
- *Movimiento de abducción-aducción:* En el eje anteroposterior que está en el plano frontal.
- *Movimiento de rotación externa-rotación interna:* En el eje vertical que está en el plano horizontal.

Sus funciones son la de soportar el peso corporal y la locomoción, ya que a partir de su movimiento se darán las siguientes etapas del ciclo de la marcha.

El balance articular de la cadera varía según las características individuales (flexibilidad) y de la posición en la que se toma la medida (grupos musculares implicados) (2).

Biomecánica de la cadera, rodilla y tobillo

Para poder hacer un estudio ortésico de una patología de las extremidades inferiores, hay que analizar la estabilidad y dinámica de las articulaciones. Los problemas torsiones, angulares o dismetrías pueden alterar la correcta función de la pierna o extremidad inferior.

En posición anatómica hay varios *ejes* en el miembro inferior:

- *Eje mecánico del miembro inferior:* Es un primer eje que alinea los centro articulares de la cadera, rodilla y tobillo. No es del todo vertical, sino que forma un ángulo de 3° con la vertical al estar en bipedestación.
- *Segundo eje:* Atraviesa la diáfisis del fémur.
- *Tercer eje:* Atraviesa la diáfisis de la tibia.

A veces, se presentan *patologías* si hay variaciones en esta angulación a nivel de la rodilla:

- *Genu valgo:* Si la rodilla se desvía hacia dentro, juntándose con la otra. Cuando se da en ambas rodillas tienen forma de X, desplazando lateralmente la cadera y los tobillos.
- *Genu varo:* Es lo contrario a valgo. Se produce cuando una rodilla se separa de la otra. Cuando se da en ambas rodillas tienen forma de paréntesis.

Ambas patologías se pueden presentar desde la niñez, y pueden corregirse espontáneamente durante la etapa de crecimiento. Si esto no ocurriera, lo ideal es corregirlo antes de que derive en problemas mayores (2).

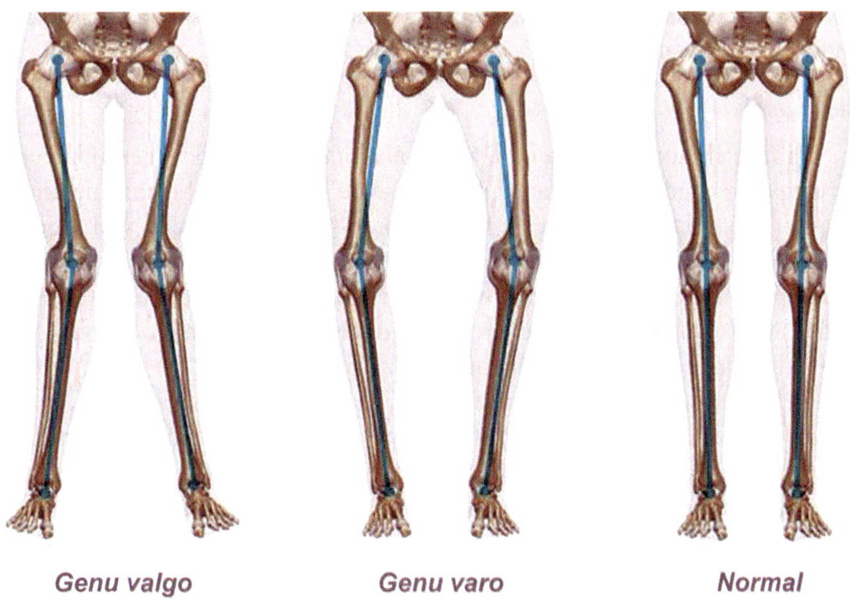

Figura 16. *Variaciones en la angulación de la rodilla (19).*

Biomecánica de la marcha

En la locomoción humana no patológica se producen una serie de movimientos alternantes y rítmicos de las extremidades y del tronco, produciendo el desplazamiento hacia delante del centro de gravedad. Se dan unos principios que se alterarán en la marcha patológica. Son, *por orden de importancia:*

1. Estabilidad en el apoyo.
2. Suficiente despegue (JE) del pie durante la fase de balanceo.
3. Fase de balanceo apropiado preposicionando el pie.
4. Longitud del paso adecuado.
5. Alteración de la conservación cinética y potencial de la energía.

Aunque los niños empiezan a caminar sobre el primer año de vida, no es hasta los 6 o 7 años cuando ya adquieren las características de la marcha normal como la que realiza un adulto. Esto es debido a que al principio el niño se inclina hacia delante, con las rodillas un poco rígidas y andando sobre una base de soporte amplia. A andar se aprende intuitivamente y no cognitivamente, en función de la madurez del sistema nervioso central.

El ciclo de la marcha se divide en fases, y va desde que el pie toca el suelo hasta que lo vuelve a tocar. Sobre todo presenta fase de apoyo (supone el 60% del ciclo y es cuando toca el suelo) y fase de balanceo (supone 40% del ciclo y es cuando no toca el suelo).

Fase de apoyo

La fase de apoyo *se inicia* al tocar inicialmente el talón y termina cuando se despegan los dedos, empezando así la fase de balanceo. Al tocar inicialmente el talón el suelo, la cadera está en flexión, la rodilla en extensión y el tobillo en posición neutra. Tras el contacto inicial, la rodilla estará flexionada ligeramente para compensar, la cadera y la planta flexionadas. En este momento, las dos extremidades inferiores tocarán el suelo a la vez, doble soporte o apoyo bipodal, y que la otra extremidad estará en despegue del antepie.

La *fase media de apoyo* va desde el despegue del pie contrario hasta el inicio de elevación del talón en el lado de apoyo. Se da la progresión vertical del cuerpo sobre la extremidad inferior en carga. La cadera y la rodilla se empiezan a extender y el tobillo va de la flexión plantar hacia la flexión dorsal.

La *fase final de apoyo* va desde el despegue del talón de la extremidad en carga hasta que el talón contrario toca el suelo. La cadera estará extendida, la rodilla ligeramente flexionada y la planta flexionada también, facilitando el inicio del despegue tarsometatarsal.

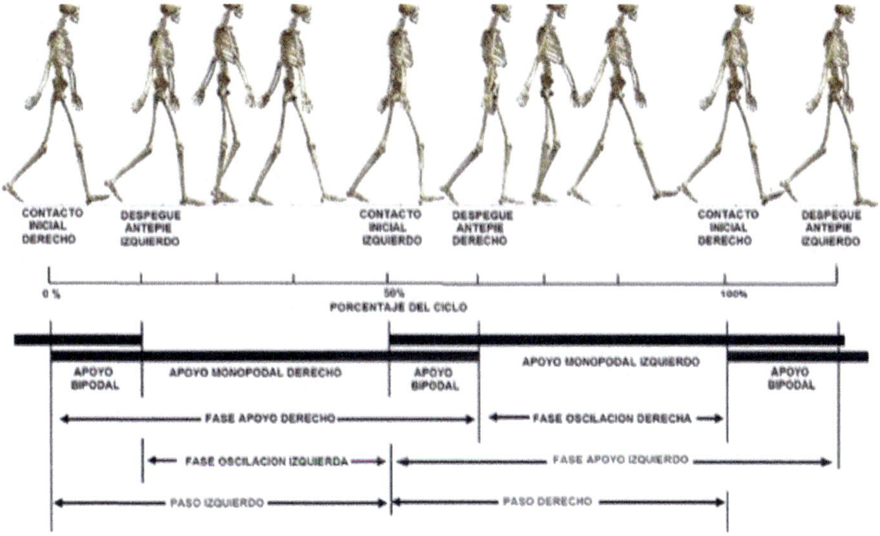

Figura 17. *Ciclo de la marcha (20).*

Fase de balanceo

Antes de esta fase, está la *fase de prebalanceo* que va desde el despegue del pie y el pie contrario empieza a tocar el suelo. La cadera se empieza a flexionar, la rodilla se flexiona más y la planta en flexión máxima.

El *balanceo inicial* empieza con el despegue y finaliza cuando las dos extremidades se cruzan. Se busca separar el pie del suelo para que no se choque y conseguir la cadencia de paso adecuada.

La *fase media del balanceo* va desde que los pies se cruzan hasta que la tibia se coloca verticalmente. La cadera estará flexionada, la rodilla inicia extensión y el tobillo la flexión dorsal. Se busca mantener la separación del pie del suelo.

El *balanceo terminal* va desde la finalización del balanceo hasta la preparación del miembro para tocar inicialmente el suelo. La cadera estará flexionada, la rodilla extendida y el tobillo en posición neutra. Se busca la desaceleración progresiva del miembro y empezar a posicionar el pie correctamente para que el talón toque el suelo inicialmente.

Para garantizar la estabilidad durante la marcha existen 6 *factores biomecánicos esqueléticos:*

- Rotación de la pelvis alrededor del eje vertical (en el plano sagital)
- Basculación de la pelvis hacia el lado sin carga (en el plano sagital)
- Flexión de rodilla durante el apoyo (en el plano sagital)
- Movimientos del pie y del tobillo (en el plano sagital)
- Coordinación de los movimientos de rodilla y tobillo (en el plano sagital)
- Desplazamiento lateral de la pelvis (en el plano frontal)

Biomecánica de la marcha patológica

Se produce cuando se altera el patrón normal de la marcha. Puede ser debido a diferentes *causas:*

a. *Dolor:* El cuerpo reacciona disminuyendo el movimiento y la fuerza muscular, con reducción de la velocidad, del paso, del tiempo de apoyo y asimetría de movimientos.
b. *Limitación del movimiento:* Con disminución del rango de movilidad articular.
c. *Debilidad muscular:* Por atrofia muscular.
d. *Control neurológico deficitario:* Por alteración del sistema nervioso central y/o periférico (2).

2.3. Extremidad superior

La extremidad superior se fija a la parte superior del tronco. Se divide en cuatro *partes* bien diferenciadas: Cintura escapular, brazo, antebrazo y mano.

2.3.1. Cintura escapular

La cintura escapular está formada por dos huesos, clavícula y escápula, uniendo la extremidad superior al tronco en la zona de los hombros.

Clavícula

Es un hueso con forma de "S" itálica, que se encuentra situado en la parte anterosuperior del tórax. Une la escápula al esternón. Tiene dos *extremos:*

- *Extremo esternal:* Es el más ancho y se articula con el esternón.
- *Extremo acromial:* Es el más plano y lateral. Se articula con la escápula.

La clavícula sirve de inserción para el músculo esternocleidomastoideo. Favorece el movimiento del brazo.

Forma parte de las articulaciones:

- *Articulación esternoclavicular:* Es la articulación entre el esternón y la clavícula. Esta unión estructuralmente parece una trocoide pero en realidad es una enartrosis. Es muy móvil y permite girar la clavícula sobre el esternón en todas las direcciones. Sin embargo, realiza una mala transmisión del peso. Está muy poco preparada para soportar peso, por ello, el peso de la extremidad superior se transmite por los músculos a la columna vertebral, y no hacia el esternón. De esta forma, el peso se carga en los músculos de la espalda que son más fuertes.

- *Articulación acromioclavicular:* Es la articulación entre el acromion de la escápula y la clavícula. Es una artrodia, muy poco móvil. No permite movimientos independientes. La clavícula arrastra a la escápula en su movimiento, y al revés. La escápula no puede moverse sin la clavícula; se mueven a la vez.

Escápula

Es un hueso plano y triangular que forma la parte posterior del hombro y se sitúa en la espalda. Une la extremidad superior al esqueleto axial.

- En su *cara posterior*, presenta un saliente, llamado *espina escapulario* que termina en un ensanchamiento o prominencia llamada *acromion*, que permite la articulación de la clavícula con la escápula. Sobre el acromion, hay otro saliente en forma de dedo llamado *apófisis coracoides.*
- En su *cara lateral,* presenta una superficie articular llamada *cavidad glenoidea,* situada cerca de la apófisis coracoides, que sirve de inserción para la musculatura del brazo. En esta cavidad es donde se articula con el húmero.

La espina de la escápula delimita dos fosas, una sobre ella (fosa supraespinosa) y otra debajo de ella (fosa infraespinosa). Ambas sirven de inserciones musculares.

Forma parte de la articulación escapulohumeral o glenohumeral. Se trata de la articulación del hombro y es una enartrosis o articulación esférica muy móvil. El húmero puede girar dentro de la escápula en cualquier dirección gracias a la forma que tiene la articulación (esfera dentro de otra esfera) y a la laxitud de los ligamentos. Permite el movimiento del húmero en los tres ejes del espacio: flexión-extensión, rotación y aducción-abducción (aproximación-separación) hasta 90° como máximo. Para levantar más el brazo, ya no se tira de esta articulación, sino que se mueve también la clavícula.

La cavidad esférica es más pequeña (incongruencia entre la cavidad y la cabeza) y más abierta que la curvatura del húmero, permitiendo unos movimientos más amplios. Por esta causa y por la laxitud de los ligamentos de esta articu-

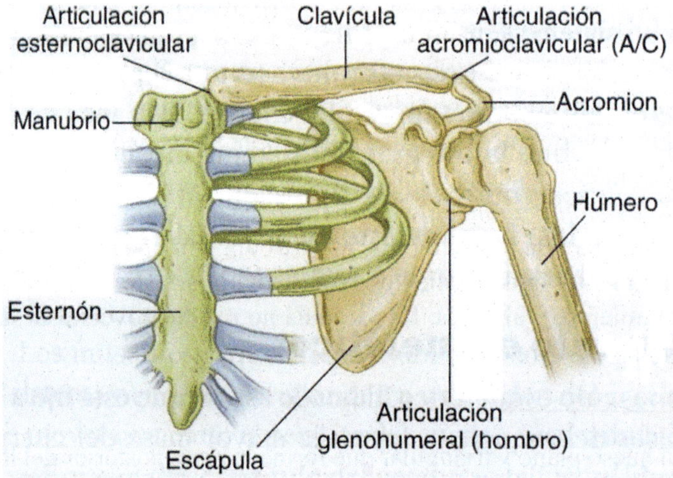

Figura 18. *Cintura escapular (21).*

lación, es muy fácil que el húmero se luxe (dislocación) y se salga de la cavidad. Pero también es muy sencillo volver a colocarlo.

Biomecánica de la extremidad superior

El miembro superior tiene diversas funciones como aproximar los objetos, cogerlos, presionarlos, etc. En estas funciones, las articulaciones del hombro, codo y muñeca son muy importantes.

Biomecánica del hombro

El hombro es la articulación proximal de la extremidad superior y es la que tiene mayor movilidad de todo el cuerpo humano. Está formada por un grupo de cinco articulaciones.

Los *movimientos posibles* son:

- *Flexión y extensión:* En el plano sagital alrededor del eje transversal.
- *Aducción:* Es necesaria una flexión o extensión para que se produzca. Se da en torno al eje anteroposterior en un plano frontal.
- *Abducción:* Alejando la extremidad superior del tronco, en el plano frontal alrededor del eje anterosuperior.
- *Rotación:* Sobre su eje longitudinal. Puede ser rotación externa o interna.

- *Otros movimientos más globales:* Como elevación-descenso, campaneo interno-externo, elevación-depresión, antepusión-retropulsión, circundicción (movimiento del hombro alrededor de los tres ejes en los diferentes planos del espacio) (2).

2.3.2. Brazo

El brazo está formado por un hueso llamado *húmero* que se articula con la escápula, el cúbito y el radio. Se trata de un hueso largo con dos *epífisis:*

a) Epífisis proximal

Presenta una cabeza superior redonda que se articula con la cavidad glenoidea de la escápula, permitiendo del movimiento del brazo en todas las direcciones. La cabeza presenta alrededor un surco que se invagina, llamado cuello anatómico (en la cara posterior). Y en la cara anterior, se aprecian dos tuberosidades o prominencias pegadas a la cabeza. Una de ellas es más grande, anterior, externa y plana, y se llama *troquíter*. Y la otra es pequeña e inferior, y se llama *troquín.* Entre ambas prominencias se aprecia un surco llamado *surco o corredera bicipital* cuya terminación se nota al tacto. Además, debajo del troquín hay una cresta llamada cresta subtroquiniana, donde se insertan los músculos redondo mayor y dorsal ancho. Y bajo el troquíter otra llamada *cresta subtroquiteriana*, donde se inserta el músculo pectoral mayor.

b) Epífisis distal

En el extremo distal hay dos relieves, uno redondeado llamado *cóndilo*, y otro con forma de reloj de arena llamado *tróclea.* Ambos relieves se encuentran en la cara anterior. Justo encima de la tróclea hay otra prominencia llamada *epitróclea* y justo encima del cóndilo otra llama *epicóndilo.* Sobre la tróclea, y al lado de la epitróclea hay una cosita pequeña llamada *fosa coronoidea*, en la cara anterior. En la cara posterior y también sobre la tróclea, hay otra fosa más grande llamada *fosa olecraniana.*

El húmero se articula próximamente con la escápula mediante la articulación de enartrosis, que es la más móvil. Y distalmente se articula con el cúbito y radio, permitiendo los movimientos de flexión y extensión.

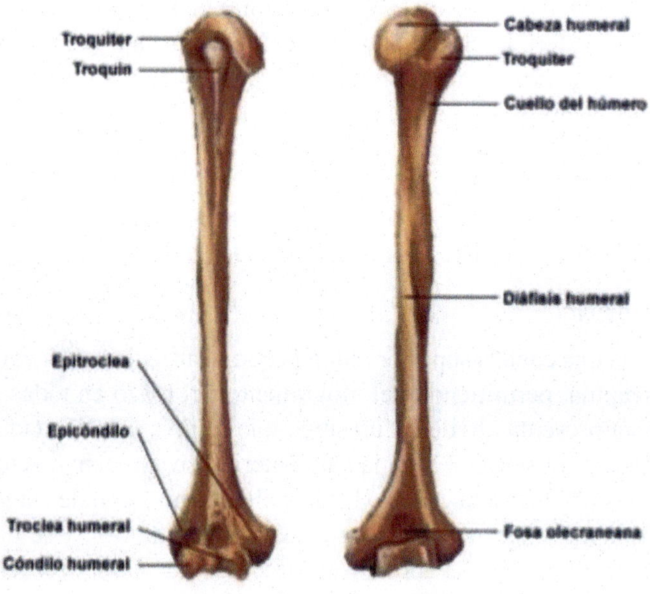

Figura 19. *Húmero (22).*

Músculos del brazo

- *En cuanto a los músculos de la cara posterior están:*
  - *Músculo supraespinoso:* Situado encima de la espina de la escápula. Se inserta en la escápula y en el húmero. Sirve para elevar el brazo.
  - *Músculo infraespinoso:* Situado debajo de la espina de la escápula. También se inserta en el húmero y en la escápula. Sirve para rotar externamente el brazo.
  - *Músculo redondo menor:* Situado debajo del infraespinoso. Al igual que los dos anteriores, se inserta en el húmero, y los tres hacen que rote y se separe el brazo de la línea media, es decir, son separadores y rotadores externos.
  - *Músculo redondo mayor:* Es inferior al redondo menor. Se inserta en la parte anterior del húmero. Se trata de un músculo retador interno.
  - *Tríceps braquial:* Ocupa toda la parte posterior, y está formado por tres vientres que salen del olécranon del cúbito mediante un tendón. Sirve para extender el brazo y aproximarlo al cuerpo.

a. Vasto externo: Se trata de la porción más externa o lateral, y está situada detrás del húmero.
b. Vasto interno: Está detrás del húmero también, pero hacia la zona medial. Se trata de la porción más interna.
c. Porción larga del tríceps: Es la porción central y está situada entre los dos vastos. Es recta.

– *Músculo deltoides:* Rodea al hombro y le da forma por fuera. Sirve para levantar el brazo.

• *En cuanto a los músculos de la cara anterior están:*
  – *Músculo bíceps braquial:* Es bastante amplio y está formado por dos porciones. Sirve para flexionar el antebrazo sobre el brazo, y también es aproximador y pronador.
  – *Músculo braquial anterior:* Situado profundo al bíceps braquial. Está más distal. Se inserta en el cúbito y en el húmero. Sirve para flexionar el antebrazo sobre el brazo.
  – *Músculo coracobraquial:* Situado profundo al bíceps braquial. Se inserta en el húmero y en la apófisis coracoides de la escápula. Sirve para aproximar el brazo y para el movimiento de pronación. Este músculo está más medial y es más largo. Sigue el recorrido de la arteria y los nervios.

2.3.3. Antebrazo

El antebrazo está formado por *dos huesos largos:*

Radio

Es el hueso más externo. Tiene *dos epífisis:*

• *Epífisis proximal:* Es redondeada y presenta una cabeza, con una cavidad glenoidea en la zona superior para articularse con el húmero. La cabeza tiene un borde liso llamado rodete por donde se articula con el cúbito. Bajo la cabeza está el cuello, y tras él una tuberosidad llamada *tuberosidad bicipital,* donde se inserta el tendón del bíceps.
• *Epífisis distal:* Tiene forma triangular y presenta una cavidad o fosa anterior (cavidad articular sigmoidea) y una cavidad articular para el carpo (escafoides y semilunar). Presenta además, un pequeño apéndice llamado *apófisis estiloides*, exterior.

El borde interóseo, situado entre el cúbito y el radio, es medial y afilado, y es donde se inserta la membrana interósea que une ambos huesos.

Además, el radio se articula con el cúbito permitiendo los movimientos de pronación y supinación.

Cúbito

También llamado ulna. Es el hueso largo interior del antebrazo. Tiene dos *epífisis:*

- *Epífisis proximal:* Presenta una zona pulida y lisa que es donde se articula con el húmero. Se trata de la cavidad sigmoidea mayor (cavidad para la tróclea del húmero), formada por una porción superior llamada *olécranon* y una porción inferior llamada *coronoides*. El olécranon encaja en la fosa olecraniana del húmero, y forma el codo. Sirve de tope al cúbito, impidiendo mover el antebrazo hacia atrás, más allá de la línea del húmero. Y, dorsalmente, presenta una cavidad sigmoidea menor, por

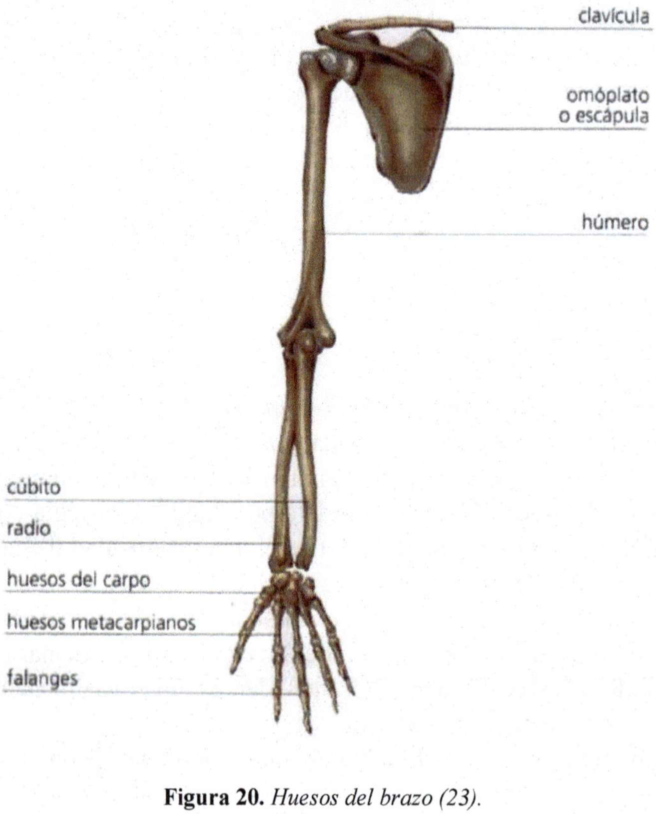

Figura 20. *Huesos del brazo (23).*

donde se articula el cúbito y el radio. En la zona posterior, hay unas estrías por donde ser inserta el tríceps. Y, justo debajo de la coronoides hay una pequeña zona rugosa o tuberosidad, ventralmente, que es donde se inserta el músculo braquial anterior. Dicho músculo flexión el antebrazo con el brazo, junto con el bíceps.

- *Epífisis distal:* Presenta una cabeza o rodete por donde se articula con la cavidad del radio. Además, en la base se articula con el carpo junto con la apófisis estiloides, de donde sale un ligamento que se dirige hacia el hueso pisiforme del carpo.

Músculos del antebrazo:

- *Los músculos de la cara anterior son:*
  - *Palmar largo o palmar menor:* Se encuentra en la zona medial del antebrazo. Llega hasta la muñeca, donde se inserta, y sirve para flexionar la mano sobre el antebrazo.
  - *Palmar mayor:* También llamado *flexor radial del carpo*, está junto al palmar largo, pero más lateral, llegando hasta el pulgar. Sirve para flexionar la mano sobre el antebrazo, y el antebrazo sobre el brazo.
  - *Cubital anterior o flexor cubital del carpo:* Está al lado del palmar largo, pero más medial. Se inserta en el pisiforme, y está al lado del meñique. Sirve para flexionar la muñeca.
  - *Pronador redondo:* Situado lateral al palmar mayor.
  - *Flexor común superficial de los dedos:* Situado más profundamente. Sirve para doblar las segundas falanges, es decir, para agarrar.
  - *Flexor común profundo de los dedos:* Situado más medial. Sirve para flexionar todas las falanges.
  - *Flexor largo del primer dedo:* Situado más lateral, lleva al dedo pulgar. Sirve para flexionar dicho.

  Todos estos músculos de la cara anterior del antebrazo, son flexores sobre todo, pero también pronadores. La flexión y la pronación (movimiento de rotación del radio sobre el cúbito, que arrastra la mano) son movimientos asociados.
- *Los músculos de la cara posterior, son músculos extensores y supinadores:*
  - *Ancóneo:* Situado más superficialmente.
  - *Supinador corto.*

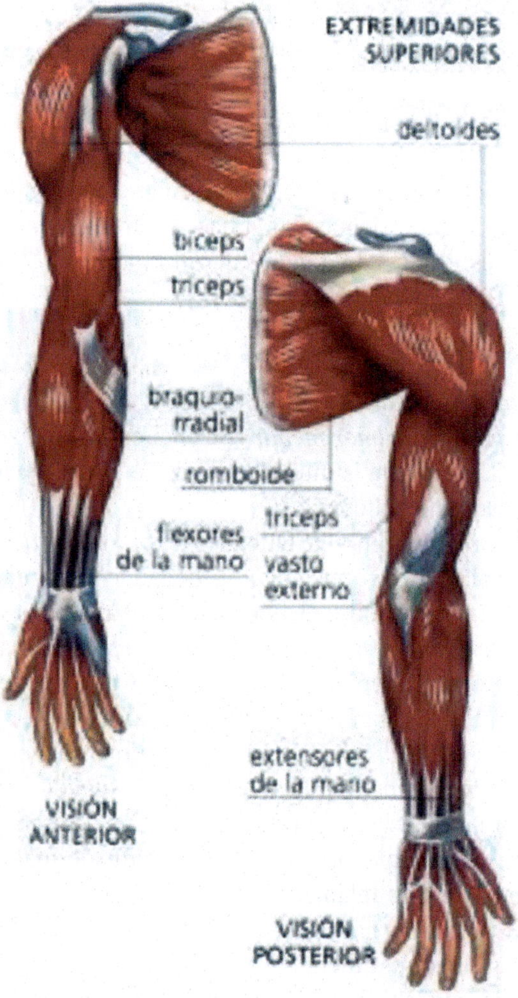

Figura 21. *Músculos de la extremidad superior (24).*

- *Extensor cubital del carpo o cubital posterior:* Situado por debajo del supinador corto. Sirve para extender la mano sobre el antebrazo.
- *Extensor propio del dedo índice:* Situado en la zona del dedo índice. Sirve para extender dicho dedo.
- *Extensor común de los dedos:* Situado más profundamente. Sirve para extender el resto de los dedos.

- *En cuanto a los músculos de la cara lateral:*
  - *Supinador largo o braquioradial:* Extiende el antebrazo sobre el brazo y lo coloca en posición de semipronación.
  - *Radial I o extensor radial largo del carpo:* Extiende la muñeca sobre el antebrazo, al igual que el radial II.
  - *Radial II o extensor radial corto del carpo.*
  - *Extensor corto del primer dedo:* Va desde el pulgar a la mitad del antebrazo. Extiende el pulgar.
  - *Separador largo del primer dedo.*
  - *Extensor largo del primer dedo.*

2.3.4. Codo

La articulación del codo es una articulación compleja entre tres huesos: húmero, cúbito y radio. Es la unión de tres *articulaciones* rodeadas por la misma cápsula sinovial.

a. *Articulación humerocubital:* Se trata de una tróclea, que consiste en una superficie con una cresta (tróclea del húmero) que encaja en otra superficie con una garganta (cavidad sigmoidea mayor del cúbito). Es una articulación bastante fija, ya que sólo permite movimientos en un eje, movimientos de flexión-extensión.

b. *Articulación humeroradial:* Se trata de una enartrosis o articulación esférica (el cóndilo del húmero encaja en la cavidad glenoidea del radio). Esta articulación permite movimientos de flexión-extensión y de rotación, pero no permite aproximación-separación.

c. *Articulación cubitoradial proximal:* Se trata de una trocoide. El cúbito junto con un ligamento circular llamado ligamento anular forma un cilindro en el que encaja el capitelum o rodete del radio. De esta forma, el radio además de poder flexionarse sobre el húmero, puede rotar (quedando el cúbito fijo, el radio gira a su alrededor). Este movimiento se llama pronosupinación (pronación, palma hacia abajo y supinación, palma hacia arriba).

Biomecánica del codo

El codo es la articulación intermedia de la extremidad superior. Por un lado, permite la flexión-extensión del brazo y, por otro, permite girar al antebrazo alrededor de su eje longitudinal.

Los *movimientos del codo* son:

- *Flexión:* Aproximación de las partes anteriores del brazo y del antebrazo.
- *Extensión:* Separación de las partes anteriores del brazo y del antebrazo. En algunas mujeres y niños con gran laxitud, se puede dar una hiperextensión del codo.
- *Pronosupinación:* Rotación del antebrazo alrededor de un eje longitudinal. Se da a la vez en el codo y entre los dos huesos del antebrazo. Para realizar la valoración angular el codo debe estar en flexión de 90° y pegado al cuerpo (2).

2.3.5. Mano

Las manos están situadas en la parte más distal de la extremidad superior, y poseen cinco dedos cada una. Es la principal herramienta para manipular físicamente. Además, poseen terminaciones nerviosas que nos proveen de información táctil del entorno.

Se dividen en tres *partes:*

Carpo

Forma la muñeca, y está formado por 8 huesecillos, dispuestos en dos filas. *En la primera línea carpiana*, de lateral a medial o de pulgar a meñique:

- Escafoides
- Semilunar
- Piramidal
- Pisiforme (sobre el piramidal)

En la segunda línea carpiana:

- Trapecio
- Trapezoide
- Hueso grande
- Ganchoso (con una apófisis)

La articulación de la muñeca es llamada *articulación radiocarpiana*. Se trata de una articulación conduela, cuyos elementos son el radio, el ligamento triangular y la primera línea carpiana. Esta articulación permite movimientos de flexión-extensión, aproximación-separación, y uniendo estos dos, circunducción. El cúbito no se articula con el carpo.

En cuanto a las articulaciones carpianas, entre los huesos de la misma línea son artrodias, y entre los huesos de la primera y segunda línea son bicondíleas.

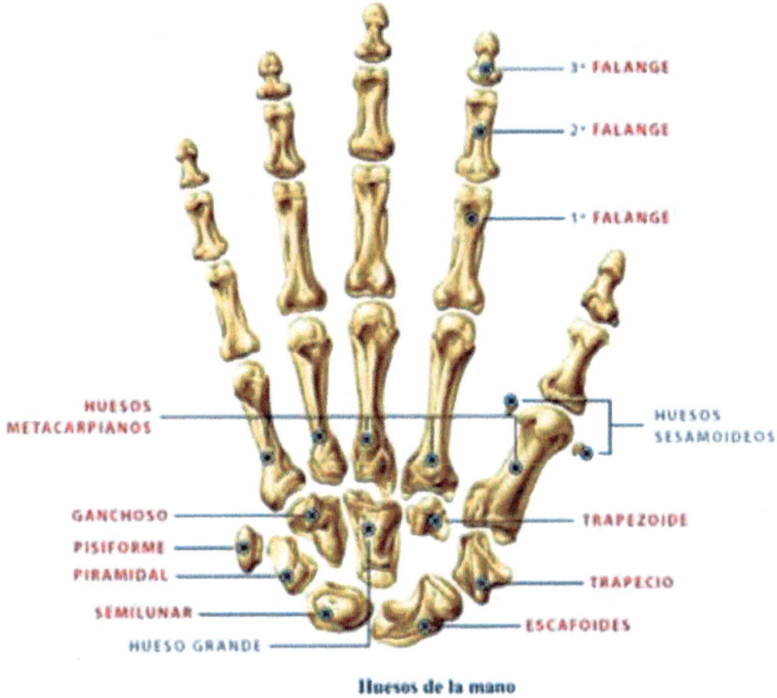

Figura 22. *Huesos de la mano (25).*

Los 8 huesos forman el macizo óseo carpiano. Además, hay un canal carpiano y un conducto carpiano por donde pasa el nervio mediano y varios tendones de músculos.

Metacarpo

Forma la palma de la mano y son 5 huesos, uno por cada dedo. Presentan unas cabezas redondeadas (formando los nudillos) y unas bases cuadradas. Reciben la numeración primero, segundo, tercero, cuarto y quinto, de lateral a medial.

La articulación entre el primer metacarpiano y el trapecio es un encaje recíproco o articulación en silla de montar que permite movimientos en dos ejes perpendiculares (flexión-extensión y aproximación-separación) y circunducción (uniendo los dos movimientos).

El resto de articulaciones carpometacarpianas (entre la segunda línea carpiana y el metacarpo) son artrodias. Las articulaciones metacarpofalángicas (entre los metacarpos y las falanges) son condíleas. Las cabezas redondas de los metacarpos encajan en las falanges y permiten movimientos de flexión-extensión, aproximación-separación y circunducción.

Falanges

Son 14 huesos. Todos los dedos, excepto el pulgar que tiene dos, tienen tres falanges (proximal, media y distal).

Las articulaciones interfalángicas son trócleas. Una falange presenta una superficie articular con forma excavada y la otra un saliente. Permiten flexión y extensión.

Músculos de la mano

- *Región palmar externa (eminencia tenar):*
  - Aductor corto del pulgar.
  - Aductor del pulgar.

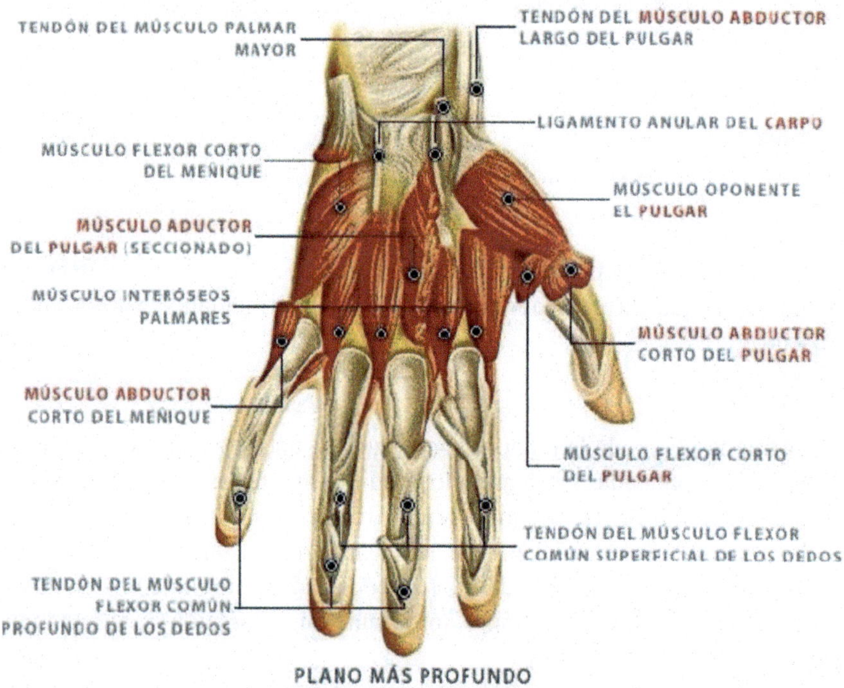

Figura 23. *Músculos de la mano (26).*

– Flexor corto del pulgar.
– Oponente del pulgar.
- *Región palmar interna (eminencia hipotecar):*
  – Palmar cutáneo.
  – Aductor del meñique.
  – Flexor corto del meñique.
  – Oponente del meñique.
- *Región palmar media:*
  – Lumbricales de la mano.
  – Interóseos palmares.
  – Interóseos dorsales.

Biomecánica de la muñeca

La muñeca es la articulación distal de la extremidad superior, que une el antebrazo y la mano. Permite situar la mano en la posición correcta.

Los *movimientos de la muñeca* son:

- *Flexión o flexión palmar:* La palma de la mano se aproxima al antebrazo.
- *Extensión:* La cara dorsal de la mano se aproxima a la cara dorsal del antebrazo. Ambos movimientos de flexión-extensión se realizan en un eje transversal que cruza un plano sagital.
- *Abducción o desviación radial:* La mano se separa del eje del cuerpo.
- *Aducción o desviación cubital:* La mano se acerca al eje del cuerpo. Ambos movimientos de abducción-aducción se realizan a través de un eje anteroposterior que cruza el plano frontal.
- *Circunducción:* Combinación de los cuatro movimientos anteriores. En su máxima amplitud forma un cono (2).

Biomecánica de la mano

La mano está en el extremo distal de la extremidad superior y constituye una *herramienta muy perfeccionada.* Además de ejecutar acciones, tiene muchos receptores sensoriales que le aportan sensibilidad y precisión.

A nivel de la articulación trapeciometacarpiana, que asegura la orientación del pulgar, se aprecian dos *movimientos:*

- Antepulsión y retropulsión o anteposición y retroposición.
- Abducción y aducción.

A nivel de la articulación metacarpofalángica otros dos *movimientos:*

- *Flexión y extensión:* Alrededor de un eje transversal que cruza un plano sagital.
- *Inclinación lateral (abducción/adducción):* Alrededor de un eje anteroposterior que cruza un plano frontal.

A nivel de las articulaciones interfalángicas, se da el movimiento de flexión-extensión alrededor de un eje transversal en un plano sagital (2).

2.4. Tronco

2.4.1. Columna vertebral

La columna vertebral no es recta; posee curvaturas para transmitir el peso sobre las extremidades. Estas curvaturas son dos lordosis (cervical y lumbar) y dos cifosis (torácica y sacra), y dan mayor elasticidad a la columna. Estas curvaturas se van desarrollando poco a poco, ya que en el nacimiento sólo están las dos cifosis. La lordosis cervical es la que primero aparece de las dos, y cuando el niño comienza a levantarse sobre sus pies, aparece la lordosis lumbar.

La columna vertebral está formada por *vértebras:*

- Vértebras cervicales: 7
- Vertebras torácicas o dorsales: 12
- Vertebras lumbares: 5
- Vértebras sacras: 5, están fundidas formando el hueso sacro.
- Vértebras coccígenas: 2 o 3, también fundidas formando el hueso cóccix.

Las *vértebras* son anillos óseos que difieren entre sí en algunos aspectos, pero todas poseen:

- *Cuerpo vertebral:* Se trata de una masa más o menos cilíndrica. Es más grande según se desciende por la columna vertebral, ya que tienen que soportar más peso y tienen que transmitir bien el peso a las extremidades inferiores. Tras la conexión con las extremidades inferiores, las vértebras son ya más pequeñas, debido a que ya han transmitido el peso a las piernas.
- *Arco vertebral:* Rodea al agujero vertebral. Entre los arcos de todas las vértebras se delimita el canal medular por donde discurre la médula espinal. El arco vertebral está formado por dos *partes:*
  - *Pedículo:* Son dos (derecha e izquierda) y unen las dos apófisis transversas al cuerpo vertebral.

- *Lámina:* Son dos (derecha e izquierda) y están bordeando el agujero y une las dos apófisis transversas con la apófisis espinosa (cuyo relieve es visible en la piel).

- *Agujero medular:* Es por donde discurre la médula espinal. Tiene forma más o menos triangular y está delimitado por la cara posterior del cuerpo vertebral y la apófisis espinosa. El agujero o canal medular es más grande en la zona superior que en la inferior, ya que la médula pierde ramas nerviosas según se aleja de la cabeza.
- *Apófisis transversas:* Son dos pedículos laterales en cada vértebra (derecha e izquierda). Unen el arco al cuerpo vertebral. En algunas vértebras sirven para articularse con las costillas. Junto con las apófisis espinosas, sirven de lugar de inserción de la musculatura extensora de la columna.
- *Apófisis espinosa:* Es un pedículo dorsal e impar. Forma una larga espina, de ahí su nombre.
- *Apófisis articulares:* Son dos carillas articulares superiores y dos inferiores para articular una vértebra con las adyacentes, ya que las vértebras se articulan entre sí.

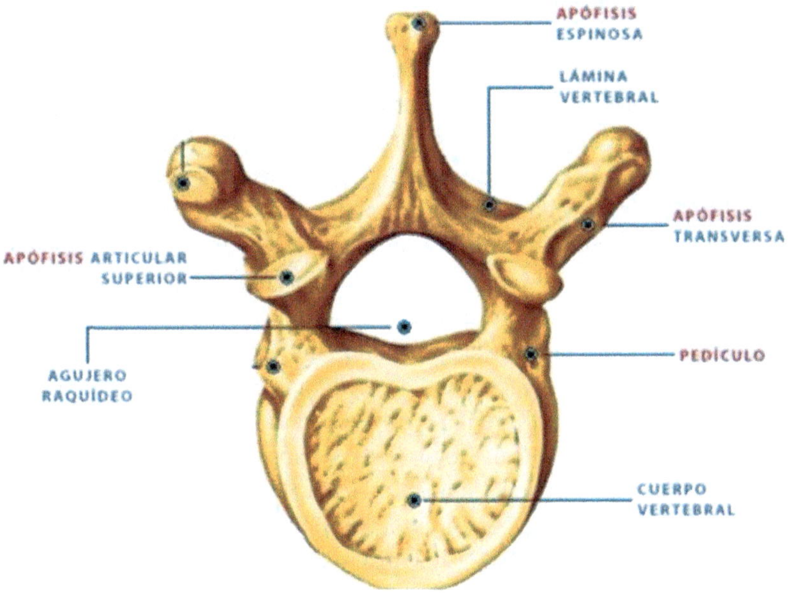

Figura 24. *Partes de una vértebra (24).*

- *Escotadura:* Situado entre el cuerpo vertebral y el arco vértebra. Es el lugar de salida de los nervios medulares.
- *Discos intervertebrales:* Son discos de fibrocartílago o cojinetes cartilaginosos situados entre un cuerpo vertebral y el siguiente. Su tamaño dependerá del peso que deba soportar la vértebra. La hernia de disco o distal, se da cuando se rompe el disco y se produce una invasión del canal medular.

Dependiendo de la zona de la columna a la que nos refiramos, la forma de las vértebras es diferente. Así, la columna se divide en diferente *partes:*

- *Columna cervical:* Formada por 7 vértebras cervicales (de C1 a C7) que forman el cuello. Las dos primeras son diferentes:
  - *Atlas o primera vértebra cervical (C1):* Sostiene la cabeza, y se articula con los cóndilos occipitales del cráneo y carece de cuerpo vertebral.
  - *Axis o segunda vértebra cervical (C2):* Su cuerpo vertebral presenta una apófisis odontoides (en forma de diente), con la que se articula con el atlas y permite el giro de la cabeza.

  El resto de las vértebras cervicales se caracterizan por presentar un agujero en las apófisis transversas llamado *agujero vertebral*, por donde pasa la arteria vertebral. Las apófisis espinosas y transversas suelen ser bituberosas, ya que acaban en dos cabezas o tubos. El cuerpo es cuadrado. Lo más característico es que son pequeñas y tienen agujeros transversos.
- *Columna dorsal o torácica:* Formada por 12 vértebras torácicas (de T1 a T12). Tienen una apófisis espinosa muy vertical. En el cuerpo y apófisis transversas presentan unas carillas para articularse con las costillas (la cabeza de la costilla se articula con el cuerpo de la vértebra).
- *Columna lumbar:* Forma la cintura y está compuesta por 5 vértebras lumbares (de L1 a L5). El cuerpo es más grande y macizo, para soportar el peso, mientras que el agujero es más pequeño. La apófisis espinosa es muy plana y no termina en punta, sino que es cuadrada. Las apófisis transversas son muy afiladas, y se llaman *apófisis custiformes*, ya que parecen costillas rudimentarias y ocupan el lugar de las costillas.
- *Columna sacra:* Se trata de un hueso triangular formado por la unión de 5 vértebras sacras (de S1 a S5). Presenta 8 agujeros sacros (4 anteriores y 4 posteriores), que se corresponden con los agujeros de conjunción de las vértebras, por donde salen los nervios raquídeos. En la zona dorsal hay una cresta media que se corresponde con las apófisis espinosas, y otras dos crestas laterales, que se corresponden con las apófisis transversas. La

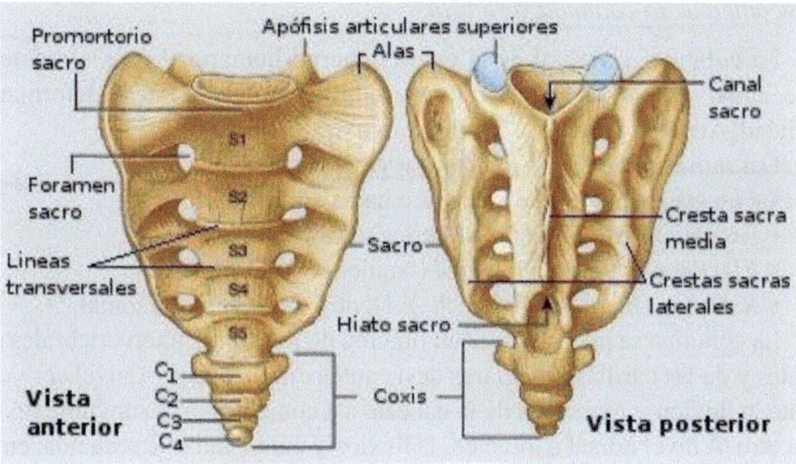

Figura 25. *Huesos sacro y coxis (28).*

fusión de este hueso finaliza hacia los 35 años. El sacro transmite el peso a la extremidad inferior, para ello, a ambos lados posee una zona articular para articularse con el coxal.

- *Coxis:* Se trata de un hueso formado por la unión de 3 o 4 vértebras, justo debajo del sacro. Estas vértebras son muy rudimentarias y casi no tienen características vertebrales.

Articulaciones intervertebrales

- La articulación entre atlas y axis es una trocoide. Consiste en un cilindro de hueso (apófisis odontoides del axis) dentro de otro (cavidad medular del atlas). Solo permite movimientos de rotación.
- Los discos intervertebrales entre los cuerpos de las vértebras son sínfisis. Entre los huesos hay una fina lámina de cartílago fibroso, que es muy poco móvil (es una anfiartrosis).
- Las carillas articulares entre las vértebras son atrofias. Son articulaciones muy planas de tipo sinovial. Son más móviles que la sínfisis, pero tampoco muy móviles. Permiten sólo movimientos de deslizamiento, aunque en todas las direcciones. Los movimientos de vertebra a vértebra son limitados, pero amplios en conjunto.
- Las zonas más móviles son la columna cervical y la lumbar (cuello y cintura), y la menos móvil la torácica (espalda).

Biomecánica de la columna vertebral

La columna vertebral es el eje del cuerpo humano. Ayuda a mantenerse de pie, andar y de sostén. Proporciona estabilidad, pero se puede deformar y da movilidad. Además protege la médula espinal.

Los *movimientos de la columna vertebral* son:

- *Flexión:* Movimiento anterior o hacia adelante.
- *Extensión:* Movimiento posterior o hacia atrás.
- *Flexión o inclinación lateral* (izquierda o derecha).
- *Rotación* (izquierda o derecha): Dentro del plano horizontal.

La columna se puede mover en función de los discos intervertebrales sinartrodiales y de las carillas articulares deslizantes diartrodiales. A nivel cervical, se permite la flexión y extensión de la cabeza, así como el giro y movimiento de un lado a otro. A nivel dorsal o torácico, la flexión y extensión está reducida, en parte debido a las costillas. Y a nivel lumbar, la flexión y extensión se amplia con forma descendemos en la columna.

En cuanto a la zona lumbosacra, es un punto débil ya que se puede romper el istmo vertebral que une la última vértebra lumbar con la primera sacra. Si esto ocurre se produce una espondilosis. Pero si lo que se produce es desplazamiento, se dará una espondilolistesis, que suele ser muy dolorosa (2).

2.4.2. Costillas

Las costillas son huesos muy planos que forman la jaula o parrilla costal. Son 24 costillas; 12 a cada lado. *Se dividen en:*

- *7 costillas verdaderas:* Son las 7 primeras. Se articulan directamente con el esternón, a través de un cartílago.
- *3 costillas falsas:* Son la 8ª, 9ª y 10ª. No se articulan con el esternón directamente, sino que se unen entre sí y desembocan en el cartílago de la 7ª costilla.
- *2 costillas flotantes:* Son la 11ª y 12ª. No se unen al esternón ni a cartílagos, sólo se unen a las vértebras.

Las costillas constan de diferentes *partes:* Cabeza, cuello, tubérculo y ángulo. Un costilla se articula con el cuerpo vertebral de dos vértebras y con la apófisis transversa de una vértebra torácica. Y el esternón presenta unas caras articulares para articularse con las costillas.

Articulaciones en las costillas

- Las articulaciones entre las costillas y las vértebras (costovertebrales) son atrodias, poco móviles.
- Las articulaciones entre las costillas y el esternón (costoesternales) son también atrodias.
- La primera costilla no se une al esternón por una artrodia, sino por una sincondrosis a través de un cartílago.
- Las costillas falsas se unen entre sí y a la 7ª costilla por una sincondrosis, fusión por medio de cartílago. Son las articulaciones costocostales.

2.4.3. Esternón

El esternón es el único hueso situado en la zona central del tórax. Tiene forma de corbata o de espada. Con él se articulan las costillas, pero no directamente, sino a través del cartílago existente entre ellas y el esternón. Presenta tres *partes:*

- *Manubrio o mango del esternón:* Situado en la parte superior. Se articula con el cuerpo por la sínfisis manubrio-esternal.
- *Cuerpo del esternón:* Se articula con la apófisis xifoides por la sínfisis xifoesternal.

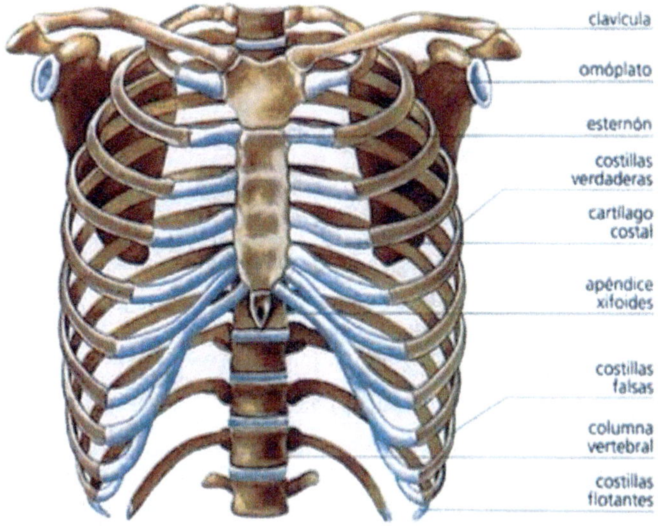

Figura 26. *Costillas y esternón (29).*

- *Apéndice xifoides o apófisis xifoides o punta del esternón:* Según el grado de desarrollo será ósea o cartilaginosa.

3. PATOLOGÍA

3.1. Patología médica. Enfermedad

El concepto de Patología podría definirse como *tratado de la enfermedad,* ya que patos es enfermedad y logos tratado. Es de la rama de la medicina que trata las enfermedades. También es el conjunto de síntomas de una enfermedad.

Hay que diferenciar varios *conceptos:*

- *Etiología:* Es la ciencia que estudia las causas que producen las enfermedades.
- *Patogenia:* Se trata del mecanismo de que se valen las causas para provocar una enfermedad.
- *Patocronia:* Es la evolución de la enfermedad en el tiempo. Se pueden determinar los estadíos en que transcurre la enfermedad:
  - *Período de incubación:* Tiempo que transcurre desde que el germen entra hasta que se produce la sintomatología.
  - *Período prodrónico:* Alteración que aparece al producirse una enfermedad (alteración inespecífica como el malestar general).
  - *Comienzo de la enfermedad:* Aparición de los síntomas específicos.
  - *Período de estado:* Mantenimiento de los síntomas durante unos días.
  - *Período de declinación de la enfermedad:* Disminución de los síntomas.
  - *Período de convalecencia:* Pueden mantenerse síntomas como cansancio,...
- *Anatomía patológica:* Son las alteraciones morfológicas que se producen en el organismo debido a la enfermedad. Pueden ser alteraciones

macroscópicas (visibles a simple vista) o microscópicas (apreciables con diferentes aparatos).

- *Patología clínica:* Son alteraciones objetivas (signos) que conforman las diferentes enfermedades.

En cuanto a la definición de enfermedad, se trataría de las manifestaciones, signos, síntomas,... y no simplemente de la pérdida de la salud. Según la OMS: *La salud es un estado de completo bienestar físico, mental y social, y no solamente la ausencia de afecciones o enfermedades* (30).

La enfermedad se podría decir que es toda anormalidad anatómica, funcional o psíquica, cuyos sustratos anatómicos, funcionales o psíquicos superan el margen de adaptaciones que ante un estímulo nocivo o ante un cambio ambiental, físico, químico o vivo se produce en un individuo. Ante lo cual, el organismo se defiende, se adapta.

La enfermedad se exterioriza mediante los síntomas o sensaciones subjetivas que son alteraciones patológicas. Por ejemplo, tos, diarrea, vómitos, dolor de cabeza,... Los signos son el componente objetivo. Son fenómenos que recoge el explorador al hacer una exploración física al individuo. Por ejemplo, ictericia, palidez, soplo cardíaco, aumento del bazo o del hígado,...

3.2. Diagnóstico

Proviene del griego *diagnosis* que significa discernir. Es la identificación por parte del médico de la entidad o especie morbosa. Además, incluye el estudio de las peculiaridades de cada individuo.

Un diagnóstico completo debe buscar una serie de *metas o fines:*

1. Identificar los trastornos funcionales y su alcance en el individuo.
2. Localizar el sitio donde se producen las lesiones.
3. Concretar dentro de cada individuo las peculiaridades de la enfermedad.
4. Buscar la causa de la enfermedad y, a través de ella, cuáles son las causas para provocar esto.

Se pueden diferenciar varios *tipos de diagnóstico:*

- *Diagnóstico genérico:* Decir si el sujeto está enfermo o no, ya que hay enfermedades verdaderas y enfermedades simuladas.
- *Diagnóstico específico:* Llegar a determinar cuál es la especie morbosa.
- *Diagnóstico individual: No hay enfermedades sino enfermos.* Es diferente una enfermedad en un joven y la misma enfermedad en un anciano. Existen una serie de particularidades cuantitativas (como la temperatura que se puede medir) y unas alteraciones cualitativas (que no se pueden

medir, como que unos individuos tengan hemorragias nasales y otros no).

3.3. Pronóstico

Proviene del griego, *enjuiciar lo que ha de venir*, es decir, hacer una predicción de lo que va a suceder. Lo emite el médico sobre el futuro del enfermo. Es derecho del paciente como de la familia, conocer el pronóstico. El pronóstico dependerá del tipo de enfermedad, de las peculiaridades del sujeto y del tratamiento (curativo o no).

Tipos de pronósticos

1. *Dependiendo del contenido:*
   - *Quoadvitan.* Según la vida:
     Leve
     – Grave
     – Muy grave
     – Letal por necesidad
   - *Quoad funtionem.* Según la función: las secuelas que quedarán tras la enfermedad.
2. *Dependiendo del grado de certeza:*
   - Pronóstico categórico: Grave, leve,...
   - Pronóstico condicional: *Salvo complicaciones.*
   - Pronóstico indeterminado: Reservado.

3.4. Manifestaciones clínicas de la enfermedad

3.4.1. Dolor

El dolor es una sensación desagradable que indica un daño real o posible (31). El sistema nervioso así indica que hay algún problema. Se trata de una experiencia sensorial y emocional desagradable relacionada con una lesión titular real o potencial.

Cada uno tolera el dolor de una forma diferente. Mientras unas no soportan el dolor de un pequeño golpe, otras toleran el de una lesión grave. Esto dependerá del estado de ánimo, la personalidad y las circunstancias de cada uno.

Una clasificación del dolor puede ser en agudo y crónico, diferenciándose no sólo temporalmente.

Dolor agudo

Se presenta como la consecuencia posterior a la activación de los sistemas nocioceptivos. Su principal objetivo es el de la protección biológica (mecanismo de alarma de la estructura lesionada). Es un dolor de origen nocioceptivo y de aparición tras estímulos químicos, mecánicos o térmicos.

Dolor crónico

Hay dos enfoques para definir el dolor crónico; uno puede ser el dolor que persiste durante tres meses o más, y otro puede ser el dolor que persiste a pesar de haber curado la lesión. Suele ser disfuncional, refractario a los tratamientos, incapacitante y se asocia a importantes síntomas psicológicos compartamentales.

Otra clasificación del dolor puede ser en función de la *fisiología del dolor:*

- *Dolor neuropático:* Es consecuencia de una lesión directa sobre el sistema nervioso central o periférico, debido a una alteración de la transmisión de la información nocioceptiva.
- *Dolor nocioceptivo:* Aparece tras una lesión somática o visceral. Se trata de la respuesta normal y adecuada o fisiológica a un estímulo que produce dolor. El dolor que se produce por una estimulación de los nociceptores, es decir, los receptores del dolor.

Características del dolor

En función de las *características del dolor*, se podrá conocer su origen o etiología y así su diagnóstico, su gravedad o pronóstico y tratamiento.

1. Localización: Dolor de cabeza (cefalea), dolor torácico, dolor abdominal…
2. Tipo: Punzante, opresivo, lacerante, cólico,…
3. Duración: El tiempo desde su inicio.
4. Frecuencia: Cuántas veces ha aparecido ese tipo de dolor en el tiempo.
5. Intensidad: Normalmente la primera vez que aparece el dolor se considera intenso o fuerte, pero al repetirse en el tiempo, se podrá cuantificar.
6. Irradiación: Trayecto del dolor desde su localización original hasta otro lugar.
7. Factores agravantes: Son los que aumentan el dolor como la ingesta o algunos movimientos y los que indica el paciente.
8. Factores atenuantes: Son los que disminuyen el dolor como el descanso o determinadas posiciones corporales (2).

3.4.2. Fiebre

La reacción febril o fiebre es la elevación de la temperatura normal como signo de un proceso patológico. Se ha considerado como una reacción defensiva.

Se trata de un síndrome complejo caracterizado por el aumento de la temperatura corporal acompañado de un aumento de la frecuencia respiratoria y cardíaca, malestar general y una disminución de la producción de orina.

Etiología de la fiebre

a. La causa más frecuente es la infección: Por bacterias patógenas, por virus,...
b. Por necrosis de los tejidos: Como en el infarto.
c. Por intervenciones quirúrgicas.
d. Por colagenosis: Enfermedad que afecta al colágeno. Son enfermedades autoinmunes, no infecciosas.
e. Por los tumores, sobre todo los malignos.
f. Por penetración de algunas sustancias medicamentosas: LSD, adrenalina, heroína, cocaína,...
g. Por reacciones antígeno-anticuerpo, por alérgenos: Se produce un cuadro de estornudos, fiebre...
h. De origen neurológico: Por ejemplo, una hemorragia cerebral puede producir fiebre.
i. Por alteraciones endocrinas como el hipertiroidismo.
j. Por causas indeterminadas: Sin saber la causa.

Curvas típicas de fiebre

- Fiebre contínua: Si la diferencia de temperatura (entre la mañana y la tarde, por ejemplo) es menor de 1 ºC.
- Fiebre remitente: Si la diferencia es mayor a 1 ºC.
- Fiebre intermitente: Si a la mañana no tiene fiebre y a la tarde tiene un pico. Es también llamada *fiebre en agujas*. Se da por ejemplo, en los procesos sépticos, con entrada de gérmenes a la sangre).
- Fiebre ondulante: Si hay días con fiebre y días sin fiebre. Se da por ejemplo, en la brucelosis.

Niveles de temperatura

Se pueden distinguir 3 o 4 *tipos de fiebre:*

a. Febrícula o décimas: Temperatura entre 37 ºC y 38 ºC.
b. Fiebre moderada: Temperatura entre 38 ºC y 39 ºC.
c. Fiebre alta: Temperatura entre 39 ºC y 40 ºC.
d. Fiebre muy alta: Temperatura superior a 40 ºC.

Fases de la fiebre

1. *Comienzo:* Aumento de la termogénesis de repente en el sujeto, y disminución de la termolisis. Se inicia con un escalofrío, lo que conlleva una contracción muscular universal con termogénesis. En cuanto a la disminución de la termolisis, se da una vasoconstricción cutánea universal, con el fin de no perder temperatura por la sangre. Así el sujeto se encuentra pálido, frío, amoratado, con erección de las terminaciones pilosas, lo que dificulta la salida del calor.
2. *Fase de estado:* El sujeto se encuentra colorado, con la mirada brillante, con sed intensa y taquicardia.
3. *Estado de efervescencia:* Aparece el sudor para disminuir la temperatura. Sensación de calor y descenso del pulso y la frecuencia cardíaca.

3.5. Patología traumática

Los traumatismos son lesiones producidas por la acción violenta de agentes mecánicos que rompen la resistencia en nuestro cuerpo.

En estas lesiones traumáticas intervienen unas *circunstancias* o condiciones del individuo:

a. Depende de la naturaleza del objeto contundente. Intervienen diferentes factores: Forma, tamaño y velocidad del móvil al incidir sobre el organismo. La velocidad es el factor más importante, ya que la fuerza está muy relacionada.
b. Depende de la postura adoptada por el sujeto en defensa (por tracción, por torsión, por presión,…).
c. Depende de los órganos y tejidos traumatizados. Por ejemplo, la piel tiene bastante resistencia a los impactos transversales. Después está el tejido fibroso que amortigua el golpe. Y debajo el tejido conjuntivo (en tendones) que es elástico y resistente. A continuación, están los músculos, que dependerá si están contraídos (menor resistencia) o no (mayor resistencia). Y después, los huesos, que si se incide por presión el hueso

es resistente, pero si se incide por torsión el hueso es más fácil de romper. En cuanto a los órganos y glándulas son poco resistentes por sí mismos, pero pueden estar revestido por una cápsula. Además, se encuentran en una capa muy interna que los protege, disminuyendo el impacto.

3.5.1. Conmoción

La conmoción es una lesión funcional en el organismo producida por un traumatismo. No es una lesión anatómica sino sólo funcional.

La más conocida es la *conmoción cerebral*, en la que se pierde la memoria momentáneamente para recuperarla después, con forma se recobra el conocimiento. Posteriormente se queda un síndrome postconmocional con un poco de dolor, amnesia de hechos recientes,...

Cuando a un sujeto se le da un golpe, aumenta el líquido cefalorraquídeo, lo que puede producir una trepidación; se produce una distorsión o movimiento en las neuronas (desunión). Este hecho puede producir microhemorragias, causantes de la lesión o conmoción.

3.5.2. Contusión

La contusión es una lesión traumática caracterizada por la inexistencia de pérdida de la continuidad de la piel (no hay rotura). Puede ser leve o puede afectar tanto a estructuras internas como externas.

Existen tres *grados de contusión:*

1. *Equimosis: o cardenal.* Se trata de una pequeña salida de sangre localizada en la piel. La hemoglobina se transforma en biliverdina y bilirrubina. Se da variedad de color, según el cual se puede saber la cronología (primero color rosáceo, después color azuloso y posteriormente, color amarillo-verdoso hasta desaparecer totalmente).
2. *Hematoma.* Se trata de una salida de sangre en mayor cantidad, que se deposita a nivel del tejido celular subcutáneo.
3. *Necrosis de tejido.* Se trata de una lesión más profunda, que afecta a músculos, huesos,...

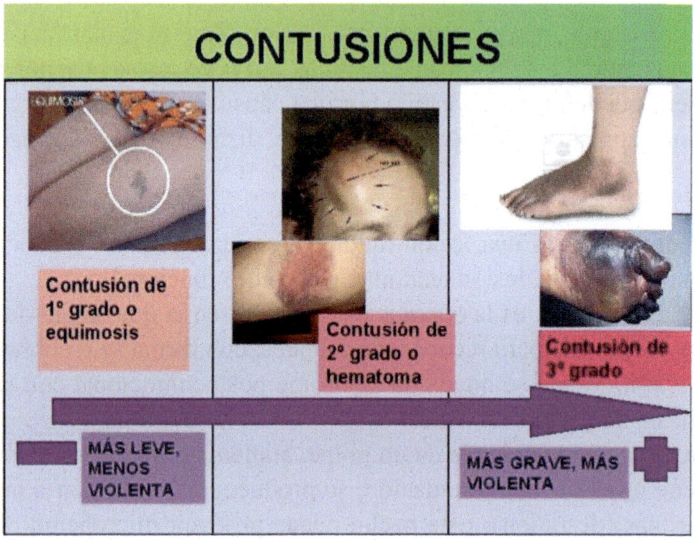

Figura 27. *Tipos de contusiones (32).*

3.5.3. Herida

La herida es una lesión traumática local con una rotura de la piel, es decir, una cesión de la continuidad de la piel.

Se dan tres *síntomas* fundamentales:

- Dolor
- Hemorragia
- Separación de los bordes de la herida

Tipos de heridas

a. *Según la profundidad de la herida:*
   - Heridas superficiales: Afectan a la piel y el tejido subcutáneo.
   - Heridas profundas: Afectan a órganos y huesos.
   - Heridas penetrantes: Si el agente contundente se introduce en una cavidad.
   - Heridas perforantes: Si el agente contundente rompe o rasga un órgano hueco del tubo digestivo, preferentemente.
   - Heridas complicadas: Si se da una verdadera lesión y complicación de un nervio o vaso.

- Heridas por empalamiento: Si penetra el agente con una cavidad que está en relación con el exterior.

b. Según su forma:
- Heridas estrelladas
- Heridas con colgajo
- Heridas lineales
- Heridas con pérdida de sustancia

c. Según su relación con el eje:
- Heridas oblicuas
- Heridas longitudinales
- Heridas transversales
- Heridas espirales

d. Según el instrumento:
- Heridas punzantes: Producidas por un instrumento que pincha. Se caracterizan por la profundidad, por la falta de separación entre una y otra pared.
- Heridas incisas: Producidas por un agente cortante. Son longitudinales; los bordes de la herida son lineales y hay abundante hemorragia.
- Herida contusa: Se produce con un agente romo (de superficie no lisa). Son de bordes anfractuosos e irregulares, de fondo sucio y se puede producir infección.

3.5.4. Esguince

Un esguince es una lesión de los ligamentos de una articulación. Se produce cuando estos ligamentos se estiran demasiado e incluso pueden llegar a romperse, produciendo dolor, inflamación y dificultad para mover la articulación lesionada. Los esguinces más frecuentes son en el tobillo, en la rodilla y en la muñeca.

Según el grado de lesión *se clasifican en:*

- *Grado I:* Distensión parcial de ligamento. Sus efectos se perciben de forma inmediata, apareciendo hinchazón instantánea en la zona afectada.
- *Grado II:* Rotura parcial o total del ligamento (tratamiento conservador o quirúrgico, en función de la lesión). Sus efectos se perciben de forma inmediata, apareciendo hinchazón inmediato en la zona afectada.
- *Grado III:* Rotura total del ligamento con arrendamiento óseo (tratamiento quirúrgico). La rotura de varios ligamento puede causar una luxación si se pierde completamente la congruencia articular (2).

3.5.5. Luxación

Una luxación es una lesión traumática de una articulación, donde hay separación de los huesos o descoaptación total de las superficies articulares. Normalmente, la articulación luxada continúa así hasta que el profesional sanitario la reduce colocándola en su sitio, aunque otras veces se recoloca por sí sola.

Suelen ser a consecuencia de lesiones agudas o de uso excesivo, aunque también hay casos de luxaciones de origen congénito, como el que se suele dar en la articulación coxofemoral.

Tras recolocar los huesos, hay que inmovilizarlos y en ocasiones se requiere de cirugía. Al inmovilizar una articulación, hay veces que ésta se vuelve rígida y los músculos se acortan o se atrofian (33).

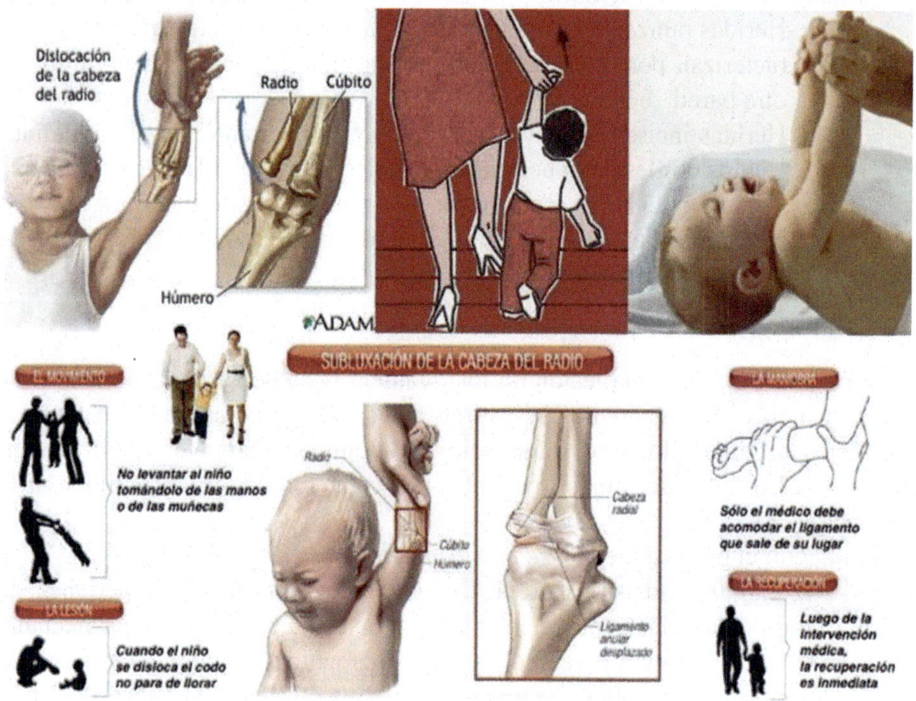

Figura 28. *Luxación del codo (34).*

3.5.6. *Fractura*

Una fractura es la pérdida de continuidad normal de la sustancia ósea, como consecuencia de golpes, fuerzas o tracciones, cuyas intensidades superen la elasticidad del propio hueso. Suelen ser consecuencia de lesiones o de un uso en exceso.

La fractura puede ser abierta si se rompe la piel, o cerrada si la piel no se ha roto. Se produce hinchazón. La zona suele estar deformada o fuera de su posición original. Para su diagnóstico, el profesional sanitario requiere de las radiografías, aunque ocasionalmente se diagnostique en base a los síntomas, las circunstancias de la lesión o tras la exploración clínica.

Normalmente las fracturas cicatrizan bien pero depende de muchos factores como la edad del paciente, la gravedad de la lesión y la presencia o no de otras patologías (35).

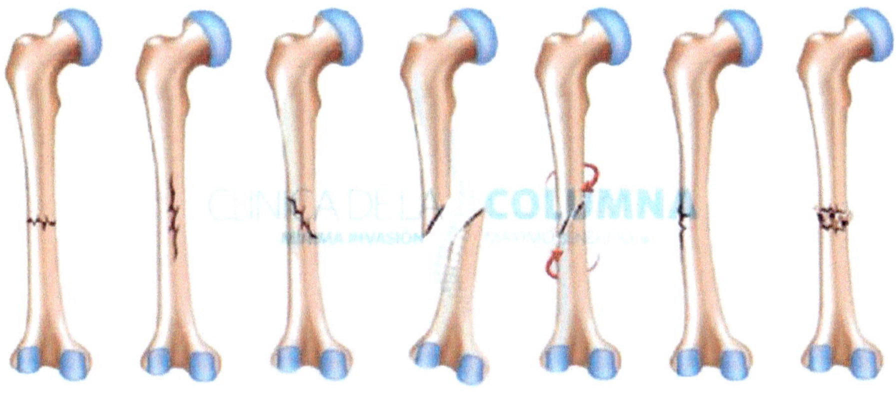

Figura 29. *Tipos de fracturas (36).*

4. SISTEMA CIRCULATORIO

4.1. Sistema vascular

La *hemodinámica* es la dinámica del fluido sanguíneo. Se trata de un sistema bastante complejo. La circulación sanguínea es un circuito completo ya que sale del corazón y vuelve al corazón. En ningún momento sale de los vasos circulatorios, lo que salen son las sustancias de intercambio entre los tejidos y los capilares, pero los elementos formes de la sangre no. Se trata de un circuito cerrado con una bomba de presión y distensible; es elástico, se pueden estirar y tienden a volver a su posición inicial.

La corriente sanguínea es muy uniforme. No tiene la misma velocidad pero en ningún momento hay zonas con burbujas de aire, o sin sangre,...

Funciones de la sangre

- Llevar nutrientes y oxígeno a los tejidos.
- Extraer los desechos y el dióxido de carbono.
- Mecanismo de comunicación química: Transportador de hormonas, mediadores tisulares,...
- Es una vía de administración importante de fármacos, por su rapidez.
- Regulación térmica: Cuando se tiene frío, se desarrolla una vasoconstricción cutánea y se obtiene calor aumentando la temperatura interna. Si hace calor, se produce una vasodilatación cutánea. El aparato circulatorio está sometido a procesos de vasodilatación y vasoconstricción continuos.
- Regulación de la inmunidad.

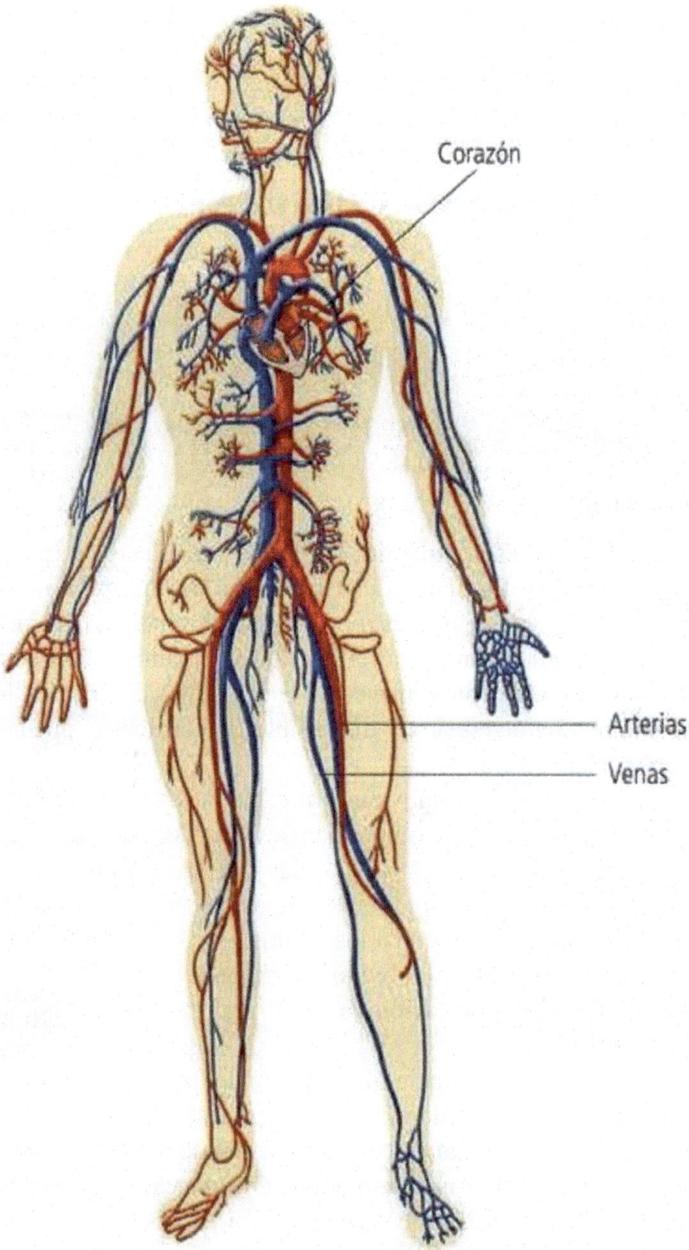

Figura 30. *Sistema circulatorio (37).*

- Una defensa ante las hemorragias es la coagulación de la sangre. Este hecho presenta un problema desde el punto de vista termodinámico, ya que la sangre no puede detenerse para evitar la formación de embolias y trombos. La viscosidad no debe ser excesiva y la sangre no debe detenerse. Cuanto menor es el calibre de la arteria, mayor problema produce la viscosidad ya que los hematíes al disponer de menor espacio, rozan entre sí aumentando la viscosidad. Al pasar la sangre de una arteria o vaso grande a un capilar o vaso menor, se produce el *efecto de Fahraeus-Lindqvist* que consiste en una reducción de la viscosidad en los capilares, gracias a su menor calibre se facilita que los hematíes vayan en fila y no rocen entre sí.

4.1.1. Circulación mayor o macrocirculación

a) Características del sistema arterial

Está formado por varios *componentes:* Aorta, carótidas, arterias mesentéricas y pequeñas arterias. Del corazón a los tejidos va la sangre oxigenada. En situaciones de esfuerzos intensos, la velocidad aumenta.

Las arterias son reservorios de alta presión. Esto es debido a que tienen una pared elástica que se distiende y después vuelve a su posición inicial. Si esto no fuera así, la presión y la velocidad variarían sin control. Si descendiera demasiado la presión, el corazón sería incapaz de bombear suficientemente. Y si la velocidad no fuera la suficiente, se produciría la obstrucción de los vasos. La distensión de las arterias evita los altibajos de presión. Se da un flujo ininterrumpido. La presión oscila entre 70 - 80 mm Hg y 120 mm Hg.

Las arterias pequeñas y arteriolas constituyen la macrocirculación y son la válvula de control al constituir un punto crítico. Tienen gran capacidad de vasoconstricción y de vasodilatación. Controlan el flujo periférico, gracias a que la resistencia vascular periférica depende de ellas. El flujo vascular es controlado sobre todo por las arteriolas que varían mucho su calibre. Los tejidos autorregulan su propio flujo sanguíneo gracias a las arteriolas.

Las arteriolas se caracterizan por poseer una pared elástica y una irrigación nerviosa. El tono simpático influye en el tono arteriolar. Al activar el sistema nervioso simpático, se produce una vasoconstricción. Así, cualquier sustancia que estimule el tono simpático será vasoconstrictor periférico (Ej., cocaína).

De cada arteriola salen numerosas ramificaciones (entre 10 y 100 capilares). La parte más distal está formada por los capilares arteriales, que constituyen la microcirculación. Estos capilares arteriales son muy numerosos y llegan a todas las partes del cuerpo irrigando todos los tejidos.

b) Características del sistema venoso

El sistema venoso empieza a nivel de los capilares. Se forma un asa capilar. Los capilares venosos drenan a unas estructuras llamadas *vénulas*, caracterizadas por ser más abundantes que las arteriolas, más extensibles y de presión más baja. Ellas drenan a la pequeñas venas, a las grandes venas y finalmente a las venas cavas (superior e inferior). La presión de las venas cavas a las aurículas es similar a 0.

Las venas tienen presión menor, paredes muy delgadas y muy distensibles. Se distienden sin aumentar la presión. Las vénulas son más abundantes, más distensibles y se contraen algo menos que las venas. Son reservorios de sangre en movimiento. Carecen de válvulas y desembocan en las venas cavas.

La vasoconstricción a nivel venoso es diferente. Al tener menor presión, las hemorragias que se producen son menos graves, más graduales y se retienen más fácilmente.

Funciones de las venas

1. *Regulación del gasto cardíaco.* La cantidad de sangre que llega al corazón le hace bombear. Adapta su contracción al retorno venoso que le llega. El retorno venoso varía en función de la posición de la persona. Por lo tanto, si la vena se distiende, llegará menos sangre al corazón.
2. *Impulsión de sangre al corazón.* La sangre vuelve al corazón a consecuencia de estar en un circuito cerrado. Gracias al mecanismo de la bomba venosa, caracterizada por tener estructuras tubulares continuas y pequeñas válvula, que producen un flujo unidireccional. Este mecanismo funciona sólo con la compresión muscular, es decir, comprimiendo las venas. Por lo tanto la mejor forma de favorecer el retorno venoso es moviéndose. Una patología son la varices que son grandes dilataciones de las venas periféricas producidas a consecuencia de la compresión muscular.
3. *Reservorio de sangre.* A través del sistema venoso se pueden administrar fármacos. El 60% de la sangre está en las venas, en movimiento. Al perder sangre, se aumenta la sangre en las arterias con el objetivo de llegar a la zona determinada, comprimiendo las venas. La sangre está repartida en las zonas venosas del bazo, que constituye un reservorio de sangre. Al comprimir el bazo, la sangre sale del sistema venoso. Al

contraerse, se vierte al aparato circulatorio en general, bastante sangre. Al haber hemorragias, se contraen el hígado, los grandes vasos venosos, el corazón y el lecho pulmonar.

Presión venosa central

Se trata de la presión hidrostática de las venas centrales sobre las paredes, en grandes venas como las cavas. La presión de la vena cava corresponde con la presión de la aurícula derecha. Es muy importante, y va pareja con la presión atmosférica. La alteración o el ejercicio puede disminuir dicha presión.

Presión venosa periférica

Es la presión hidrostática de la sangre sobre las pequeñas venas. En bipedestación la presión aumenta. Siempre que se incrementa la presión venosa central, también lo hará la periférica. La presión venosa periférica puede aumentar por la presencia de varices o por el aumento de la presión venosa central.

Pulso arterial

El pulso arterial es la manifestación de las variaciones de presión creadas por la eyección de sangre desde el corazón a la aorta y propagadas a la periferia en forma de onda a lo largo de la columna líquida y la pared arterial (38). La velocidad de la sangre es más lenta que el pulso. La velocidad es progresiva, es decir, es más rápida cuanto más esté distendida la aorta.

Es una onda de presión que viaja a gran velocidad. La velocidad es 3-5 m/s, en función de la dificultad del paso de la sangre. En las arterias más pequeñas la velocidad es mayor, a consecuencia de la mayor dificultad. En la aorta, la velocidad es 10-15 veces mayor que la velocidad de la sangre que sale del corazón. En los capilares apenas se registra esta onda del pulso.

La onda del pulso es la que produce el arrastre del fluido por las arterias. La oscilación entre la presión diastólica y la sistólica es muy pequeña. Cuando el corazón se contrae crea una onda del pulso, que va poco a poco empujando la sangre.

La presión del pulso es la diferencia entre la máxima y la mínima (diastólica y sistólica). Esta diferencia tiene una gran importancia clínica. La presión diastólica suele aumentar con la edad, debido al endurecimiento de los vasos.

El factor regulador de la diferencia de presión es el volumen sistólico (cantidad de sangre expulsada por el corazón cuando se contrae). Cuanto mayor volumen hay, mayor será la oscilación de la presión. Para mantener el volumen se va variando la frecuencia cardíaca. Cada individuo tiene una frecuencia cardíaca diferente en función de sus necesidades.

La vasodilatación periférica produce aumento de la presión diferencial, haciendo que el corazón forzosamente lata más fuerte. La presión periférica también aumenta al aumentar la volemia (volumen de líquido circulante) con la presión global excesiva. Otro caso en el que aumenta la presión diferencial es por causas arteriales: ante una alteración de la dureza de las arterias. Si son más duras, mayor oscilación de la presión diferencial.

Otras patologías en las que aumenta la presión diferencial son la insuficiencia de la válvula aórtica. Se producirá un soplo debido a la sangre de la aorta y la de la aurícula. Normalmente, tras 6 o 7 meses se suele producir el fallecimiento del paciente.

Pulso periférico

Se puede encontrar un pulso débil o reducción de la presión diferencial o pequeña oscilación. Esto es debido a una gran *amortiguación* (vasoconstricción). Por ejemplo, frente a una situación de susto, se producirá una vasoconstricción y palidez, presentándose un pulso rápido y débil. Si el pulso es rítmico se dará normalidad. Pero si es irregular, se producirán arritmias.

4.1.2. Microcirculación

Los capilares arteriales forman la microcirculación. Es la circulación capilar. Forman la superficie de intercambio entre la sangre y el líquido extracelular (unos 600 m^2). Además la capacidad de intercambio es rapidísima, se da una gran difusión. Muy importante a la hora de administrar un fármaco por vía venosa. La gran permeabilidad es debida a la delgadez de las paredes de los capilares y a la presencia de poros en ellas.

Las arteriolas con una estructura de diámetro de 40 micrómetros con ramas microscópicas tienen la capacidad de vasoconstricción. Desembocan en las metaarteriolas con fibras no tan intensas como las arteriolas, por la tanto, no se producirá una vasoconstricción. El esfínter de capilar que es similar a una válvula, se sitúa tras la metaarteriola, concretamente entre el capilar y la metaarteriola. El capilar tiene el canal preferencial o central y las asas capilares o capilares verdaderos. A continuación se sitúan los capilares venosos, que continuan con las vénulas. Las vénulas tienen presión interior baja, con capacidad de constreñirse, y están formadas por una capa muscular fina. Además son mucho más abundantes que los capilares arteriales.

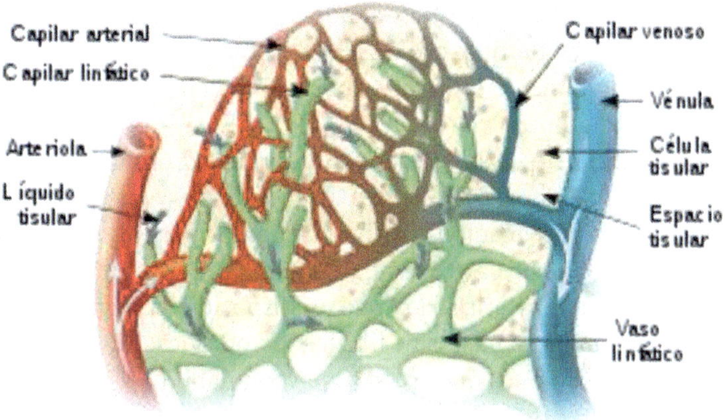

Figura 31. *Microcirculación (39).*

Función capilar

La función capilar es el intercambio sanguíneo, es decir, la capacidad de la sangre de liberar sustancias al líquido extracelular y de captar sustancias del líquido. Si no se produce bien la filtración se dará edema o acúmulo de sustancias.

Pero este sistema tiene fallos, ya que existe un desequilibrio: Hay un exceso de líquido que no es reabsorbido. Existe un sistema para suplementar este líquido extra. Una célula muerta ocupa un volumen y además no es reabsorbida. Todos estos desechos celulares deben ser canalizados. Para ello existe otra micorcirculación: La circulación linfática.

4.2. Patología vascular

Una enfermedad vascular es un trastorno que afecta a las arterias o a las venas. Con frecuencia, la enfermedad vascular afecta el líquido sanguíneo, mediante la obstrucción o el debilitamiento de los vasos o mediante el daño de las válvulas que se encuentran en las venas. Los órganos y otras estructuras del cuerpo pueden dañarse a causa de la enfermedad vascular por la disminución u obstrucción completa del flujo sanguíneo que ésta conlleva (2).

Causas de la enfermedad vascular

1. *Aterosclerosis.* Se trata de un tipo de arteriosclerosis y que consiste en la formación de una placa de ateroma en la capa íntima del vaso. La placa de ateroma en un acúmulo de lípidos, hidratos de carbono, hemorragia, fibrina, restos celulares, calcio,... Es la causa más frecuente de

la enfermedad vascular. Se trata de una enfermedad lenta y progresiva. El depósito de ateroma o placa de ateroma va creciendo y puede llegar a obturar totalmente el vaso. Además, también puede desplazarse por el torrente sanguíneo.
2. *Émbolo.* En este caso, existe una enfermedad previa; no es una lesión del vaso. Se aglomeran las plaquetas y trombos, y la arteria se hace más grande. Hay propagación del trombo debido a la agregación de fibrina, ...
3. *Trombosis.* En este caso, existe una lesión previa (por ejemplo, un estrechamiento de la arteria). Hay una predisposición. Se van adhiriendo plaquetas, trombos pequeños de fibrina, factores desencadenantes. Es decir, todas las situaciones que creen hipercoagulabilidad.
4. *Inflamación.*
5. *Traumatismos o lesiones.*

4.3. Sistema linfático

Es una red de conductos que transportan líquido, proteínas y demás (desechos celulares) de los espacios celulares a las grandes venas. Transporta la linfa. Es una vía accesoria. Recoge todo lo que no es reabsorbible.

Son frecuentes las inflamaciones en los ganglios linfáticos, produciéndose edema linfático. Los conductos desembocan en los ganglios que actúan como unas depuradoras de las sustancias que van en la linfa.

Otra de las funciones es la absorción de grasa en el intestino, transporte de grasas desde el intestino hasta la vena porta.

Capilares linfáticos

Los capilares linfáticos tienen gran importancia clínica. Circulan paralelos a las venas que desembocan en las grandes venas torácicas. Pueden inflamarse presentándose un edema o constricción de un capilar.

Los capilares están formados por células endoteliares de la pared. Son células superpuestas que tienen una enorme facilidad para moverse (se montan y se desmontan). Así si aumenta la presión, debido al líquido extracelular, las células de la pared del capilar se mueven un poco y el líquido extracelular entrará al capilar. Los vasos linfáticos tienen unas válvulas que limitan el movimiento en una dirección, hacia las grandes venas.

El sistema linfático es un componente muy importante del sistema inmunológico, formado por el limo, la médula ósea, el bazo, las amígdalas, el apéndice y las placas de Peter en el intestino delgado, junto con un entramado de ganglios

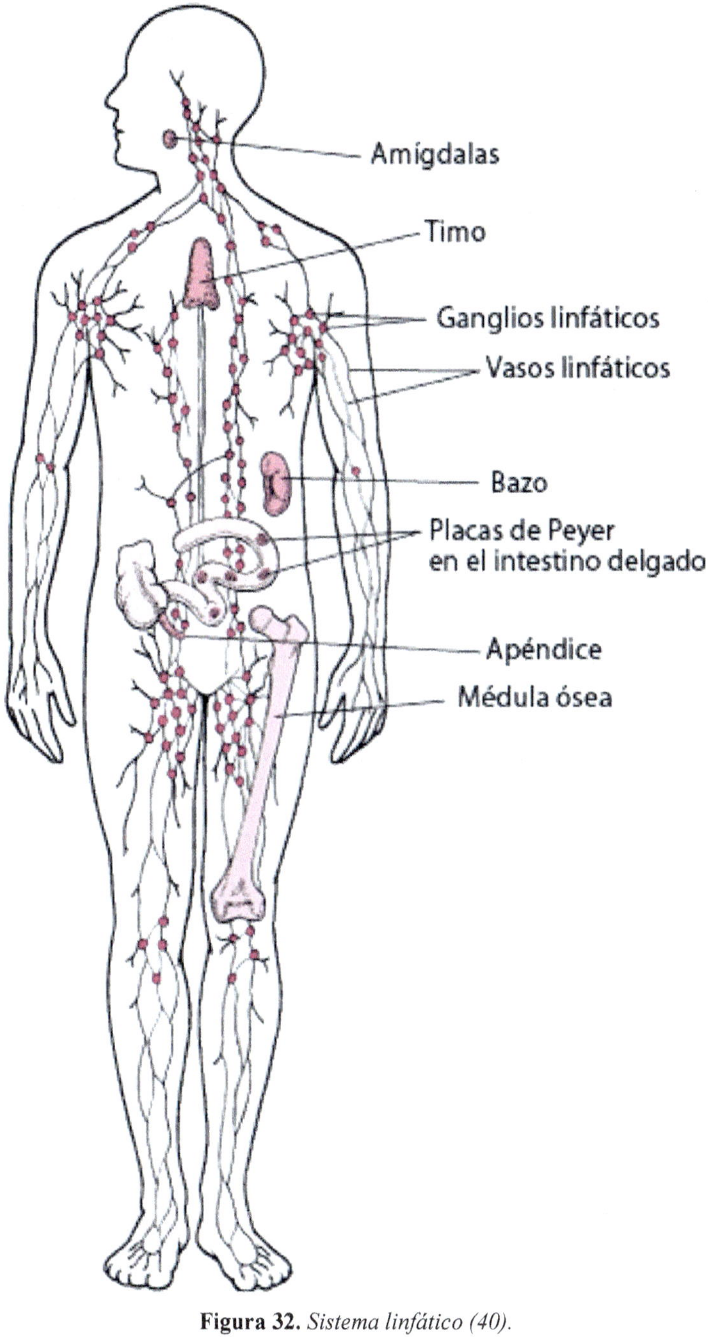

Figura 32. *Sistema linfático (40).*

linfáticos unidos por vasos linfáticos que transportan la linfa por todo el organismo.

En la linfa también se puede encontrar sustancias como bacterias, células cancerosas y células muertas que hay que eliminar, o bien glóbulos blancos, leucocitos. Todas estas sustancias pasarán a través de los ganglios linfáticos para filtrarse, destruyendo todas las sustancias extrañas. Además, en estos ganglios linfáticos, los leucocitos podrán generar respuestas inmunitarias a estas sustancias extrañas.

Hay conjuntos de ganglios linfáticos en determinadas zonas donde los vasos linfáticos se ramifican, como son el cuello, las axilas y las ingles (40).

5. MATERIALES EN ORTOPEDIA

5.1. Introducción

En ortopedia se utilizan una gran variedad de materiales para elaborar las ortesis. El diseño y fabricación de aparatos ortésicos ha evolucionado mucho y los materiales también se han ido innovando. Si tradicionalmente se utilizaba la madera, el cuero y los metales, actualmente se utilizan los termoplásticos, elastómeros o materiales compuestos. Los materiales actuales son más resistentes, menos pesados y mayor durabilidad.

Además de evolucionar los materiales, también han ido cambiando los procesos de fabricación y elaboración de ortesis, tanto en serie como a medida. La gran innovación se produjo a mediados del siglo XX al empezar a utilizarse los termoplásticos. De esta forma la industria ortésica ha evolucionado y lo sigue haciendo a día de hoy. Por ejemplo, algunos elastómeros han facilitado la elaboración de nuevos productos ortopédico más cómodos.

Gracias a la mecánica de los materiales que estudia las deformaciones unitarias y desplazamiento de estructuras por las cargas que actúan sobre ellas, se puede saber cómo va a responder un material u otro a la hora de diseñar una ortesis.

Actualmente se utilizan frecuentemente los metales y los plásticos, pero cada vez más los materiales compuestos, ya que estos tienen mejores propiedades que sus elementos base. Conociendo las propiedades de estos materiales, conceptos de fuerzas, deformación, resistencia, carga, etc. se podrán elaborar aparatos ortopédicos de mejor calidad, evitando roturas o fracasos. De esta forma se controlará la deformación durante el uso.

A la hora de estudiar un material se tendrá en consideración las fuerzas y la deformación, ya que todos los cuerpos, en estática, son rígidos; y en resistencia de materiales, todos los cuerpos son *deformables:*

a. Fuerzas de tensión o tracción: Fuerza a lo largo de sus línea de acción.
b. Fuerzas de cizallada o cortadura: Fuerzas en sentidos contrarios sobre dos planos contiguos del cuerpo.
c. Fuerza de torsión: Fuerza externa aplicada intenta torcer el material.
d. Fuerza de flexión: Fuerzas externas para intentar *doblar* el material.
e. Fuerzas de compresión: Fuerza que intenta comprimir el material a lo largo de su línea de acción.

Y para valorar la deformación de un material, se tendrán en cuenta determinadas *propiedades:*

- Rigidez
- Ductilidad
- Dureza
- Tenacidad
- Rotura
- Fatiga (2)

5.2. Plásticos

Desde su descubrimiento en 1860, el plástico ha ido sustituyendo a otros materiales en todos los ámbitos. Actualmente hay una gran variedad de plásticos con diferentes características y aplicaciones, pero todos ellos ligeros, resistentes a productos químicos y buenos aislantes térmicos y eléctricos.

Los plásticos *se clasifican* industrialmente en termoplásticos, plásticos termoestables y elastómeros.

1) Termoplásticos

Los polímeros termoplásticos son deformables a temperaturas altas ya que se convierten en un líquido viscoso. Son moldeables al calentarse y tras enfriarse se endurecen manteniendo sus características iniciales. Este proceso se puede repetir en el tiempo, sin que afecte a sus propiedades.

Los termoplásticos constituyen el 70-80% del consumo total de plásticos. Son resinas con estructura molecular lineal. La mayoría son polímeros de alto peso molecular. Físicamente pueden ser amorfos o cristalinos. Mecánicamente son resistentes y elásticos. Ópticamente pueden presentar brillo y trasparencia. En cuanto a las propiedades eléctricas, no son conductores eléctricos, pero pueden generar carga eléctrica estática.

Ejemplos

- Poliestirenos de alta densidad: Ortholen, subortholen.
- Poliestirenos de baja densidad: Plastazote, pelite, tremolen
- Polipropileno
- Acrílicos: metacrilato
- Poliestireno (ps)
- Eva (etil vinilo acetato)

2) Termoestables

Los polímeros termoestables son los que solamente son blando o deformables al calentarlos por primera vez. Tras enfriarse no se pueden transformar otra vez. Esto es debido a su estructura molecular reticular tridimensional.

Poseen algunas características mejores que los termoplásticos como son una mejor resistencia la impacto y a las temperaturas extremas. Y como desventajas están la dificultad de procesamiento y el carácter quebradizo.

Ejemplos

- Baquelita (resinas fenólicas)
- Melamina (formaldehido)
- Poliéster

3) Elastómeros

Suelen ser normalmente polímeros termoestables, pero pueden ser también termoplásticos. Su característica principal es el alto grado de deformidad al aplicar una fuerza sobre ellos y recuperar su forma original al dejar de ejercer la fuerza.

Al aparecer estos materiales cambió mucho la ortopedia, no sólo por sus materiales de fabricación sino por las técnicas de fabricación (mediante inyección, termo conformado, moldeado al vacío).

Ejemplos

- Neopreno
- Poliuretano (espumas de poliuretano y resinas de poliuretano)
- Caucho
- Siliconas (2)

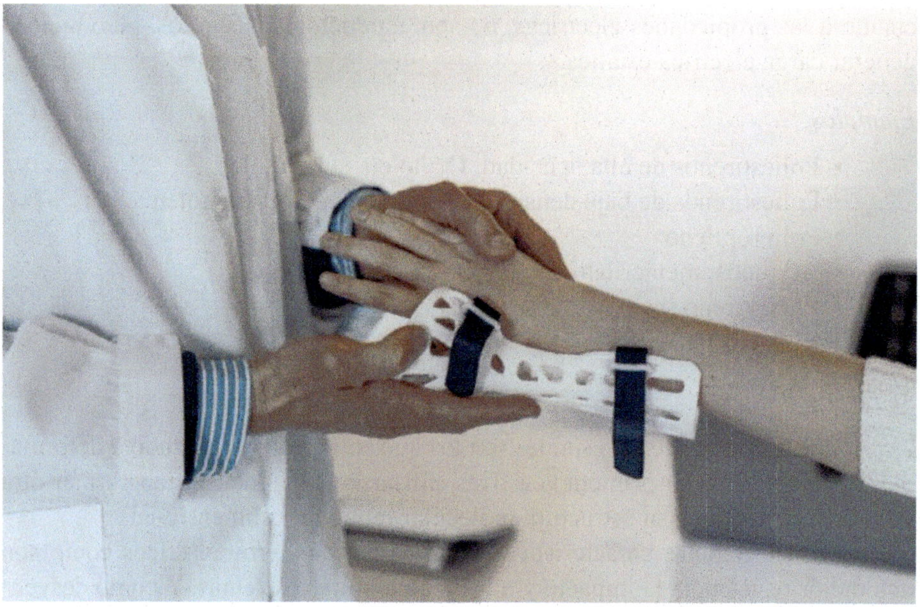

Figura 33. *Poliuretano en ortopedia (41).*

5.3. Materiales compuestos

Los materiales compuestos están formados por dos o más materiales con el objetivo de lograr unas propiedades que individualmente no tienen. Pero estos materiales son más costosos por los materiales utilizados y los procesos de fabricación. Sin embargo, las propiedades obtenidas tales como alta rigidez específica, buena estabilidad dimensional, tolerancia a altas temperaturas, resistencia a la corrosión, ligereza o mayor resistencia a la fatiga, compensan el encarecimiento del coste.

Ejemplos

- Madera: Menos utilizado.
- Fibra textil: Formando tejidos.
- Fibra de carbono: No metálico, constituido por carbono.
- Fibra de vidrio.
- Cuero y piel.
- Kevlar o poliparafenileno: Kevlar 29 y Kevlar 49.
- Resinas (2).

5.4. Metales

Los metales son muy utilizados en ortopedia, debido a su bajo peso y ductilidad y resistencia altas. Además, soportan fuerzas de gran intensidad y con límites de resistencia a la fatiga bastante altos. Hay que tener en cuenta que con las aleaciones se abre más el abanico de las posibilidades.

Los *metales* más frecuentemente utilizados son:

- *Aluminio:* Con baja densidad y alta resistencia a la corrosión. Además con aleaciones se puede aumentar su resistencia mecánica.
- *Aceros:* Aleación de hierro con carbono, con desventaja de la corrosión. En los aceros inoxidables se mejora la resistencia física y resistencia a la corrosión y oxidación.
- *Titanio:* Mucho más ligero que el acero y con mayor resistencia a la corrosión y mejor resistencia mecánica. Como desventaja está su alto coste. Hay que destacar su biocompatibilidad ya que se puede introducir en los tejidos del organismo, obteniendo buena tolerancia (2).

5.5. Resinas y adhesivos

Las resinas se obtienen naturalmente de muchas plantas, ya que se trata de una secreción orgánica producida por determinado árboles. En este grupo de resinas, también se incluyen las resinas obtenidas sintéticamente, que tienen propiedades parecidas a las naturales.

Entre las *resinas sintéticas* podemos encontrar:

- *Poliéster:* El poliéster termoplástico más conocido es el PET. A temperatura normal se endurece y es muy resistente a la humedad, a los productos químicos y a las fuerzas mecánicas.
- *Poliuretano.*
- *Resina epoxi o poliepóxido:* Polímero termoestable que si se mezcla con un agente catalizador se endurece. Forman un tipo de adhesivos llamados estructurales o de ingeniería. Entre ellos están el poliuretano, acrílico y cianoacrilato. Generalmente, si el secado de la reina epoxi se hace con calor, será más resistente al calor y a los agentes químicos que si se seca a temperatura ambiente.
- *Acrílicos.*
- *Viniléster:* Resina muy resistente a la corrosión. Soporta altas temperaturas, exterior y fatiga.

- *Composites o resinas compuestas:* Al combinarse los materiales se obtienen compuestos con propiedades mecánicas superiores a los materiales individuales. Son muy resistentes y ligeros.

Los adhesivos son utilizados para unir dos o más objetos por contacto superficial. Forman un grupo de productos naturales o sintéticos que permiten obtener una fijación mecánica.

Los adhesivos se pueden clasificar según sus componentes en sintéticos, de origen vegetal y de origen animal; según su presentación en sólidos y líquidos; según su uso en industriales, profesionales y de uso doméstico o infantil; y según su curado en adhesivos químicamente reactivos, adhesivos por evaporación o difusión, adhesivos de fusión por calor y adhesivos sensibles a la presión (2).

5.6. Maquinaria en ortopedia

En ortopedia se utilizan gran cantidad de *máquinas* a la hora de elaborar un producto ortopédico, entre ellas las más destacadas son:

1. Fresadora o lijadora: Se utilizan para lijar o rebajar los diferente materiales de la ortesis. Pueden ser horizontales, verticales y universales en función de la orientación del eje de giro de la herramienta de corte.
2. Horno: Para generar calor. En ortopedia se utilizan los hornos eléctricos y los hornos de microondas.
3. Vacuum: Máquina de vacío utilizada para que el material moldeable se acople al molde para la elaboración del aparato ortopédico.
4. Máquinas de coser.
5. Taladros.
6. Decapantes de calor.
7. Remachadora (2).

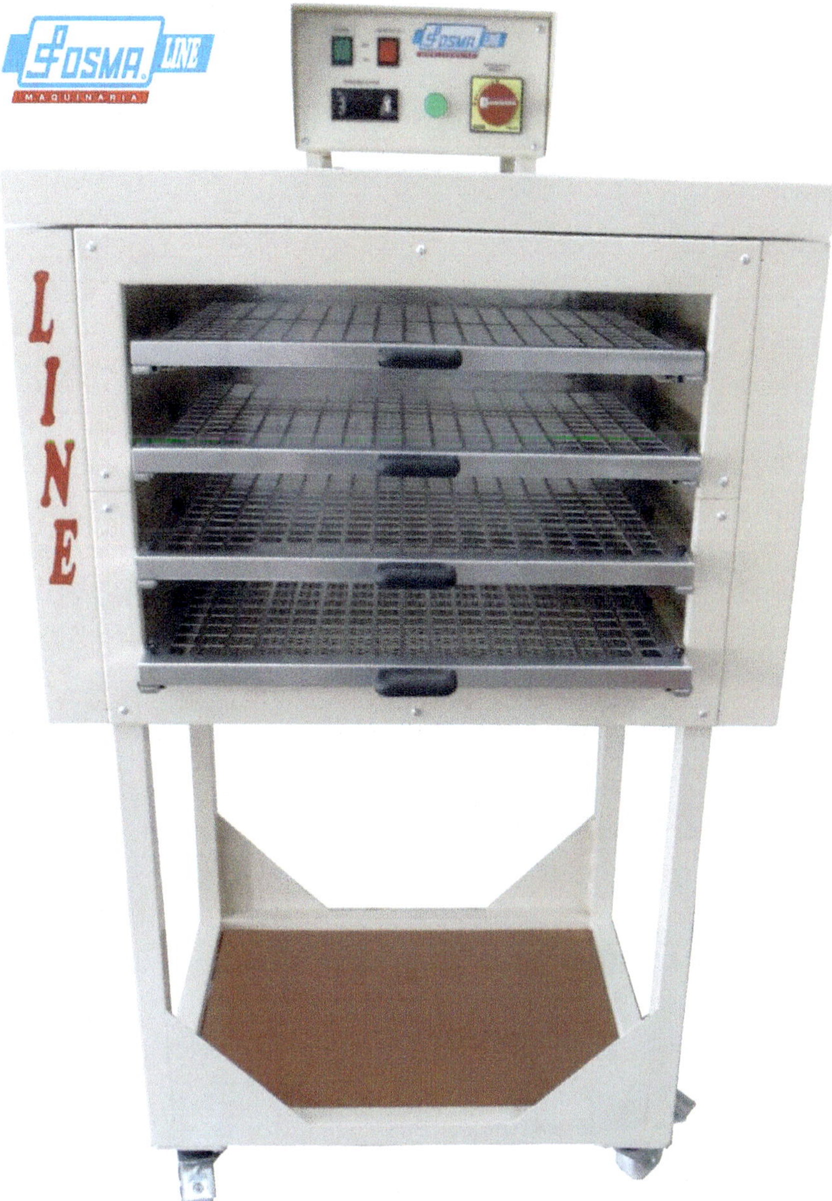

Figura 34. *Horno de secado (42).*

6. PRODUCTOS DE ORTOPEDIA: DISEÑO Y FABRICACIÓN

6.1. Introducción al diseño

El *diseño* se podría definir como un boceto mental, una idea a desarrollar. Se puede aplicar a cualquier campo, y por supuesto a la ortopedia. Para obtener un diseño o diseñar hay que tener en cuenta unas consideraciones funcionales y estéticas, lo cual requiere de numerosas fases de investigación, análisis, modelado, ajustes y adaptaciones previas a la elaboración del producto de ortopedia.

El proceso de diseño tiene 4 *fases:*

1. Observar y analizar
2. Evaluar
3. Planear y proyectar
4. Construir y ejecutar

Así, en ortopedia se deberá elegir la ortesis adecuada a cada problema y el material adecuado en función de los objetivos funcionales y necesidades biomecánicas de cada individuo. Para ello es muy importante conocer los principios básicos de los materiales, lo que permitirá valorar los diseños, métodos de fabricación y posibles errores en la elaboración del producto ortopédico.

Actualmente los metales y los plásticos son los materiales más frecuentemente utilizados en la fabricación de una ortesis. El plástico comparado con el metal, es más ligero y permite una adaptación más perfecta gracias a que es fácilmente moldeado. La ligereza es un aspecto muy importante a la hora de desarrollar una ortesis de miembro superior ya que al ser un aparato externo al cuerpo, necesita aportar mayor destreza que al inferior. Al desarrollar una ortesis de miembro inferior, se buscará ligereza, pero también resistencia física a la carga soportable.

Otro aspecto a tener en cuenta es la durabilidad en el tiempo, ya que las ortesis pueden ser temporales o definitivas.

Es de vital importancia a la hora de diseñar una ortesis tener en cuenta además de la patología, posibles trastornos motores, sensitivos o vasculares que pueda presentar el paciente. La ortesis tiene como objetivo corregir, prevenir, limitar o compensar una patología músculo esquelética (2).

6.2. Consideraciones a tener en cuenta

Como consideraciones a tener en cuenta a la hora de diseñar un aparato ortopédico, están las determinadas *propiedades de los materiales:*

- *Fuerza y tensión:* La fuerza es la capacidad que tiene un material a recibir la presión ejercida sobre el mismo. La tensión o presión está muy relacionado con la magnitud de la fuerza aplicada como la resistencia del material a dicha fuerza.
- *Estrés de los materiales:* En función de la dirección de la fuerza sobre un material pueden ser:
  - *Estrés de tensión:* Si la fuerza que actúa es para separar los dos extremos de un objeto.
  - *Estrés de compresión:* Si la fuerza que actúa es para comprimir objetos.
  - *Estrés de cizallamiento:* Si la fuerza que actúa es para hacer que los materiales se deslicen entre sí.
  - *Estrés de flexión:* Si es una combinación de la fuerza de tensión y compresión.
- *Límite de cadencia:* Es el punto en que la deformación de un material se vuelve irreversible. Después del límite de cadencia se produce el estrés definitivo o rotura.
- *Dureza:* Es la capacidad del material a soportar cargas de choque antes de romperse.
- *Estrés térmico:* Son las variaciones que se producen en un material al aplicarle un cambio de temperatura.
- *Fatiga:* Es el margen de elasticidad de un material. La principal causa de rotura de los materiales no viene a causa de la aplicación de una sola fuerza de magnitud elevada, sino por repetidas cargas pequeñas y constantes (2).

6.3. Fabricación en ortopedia

Lo más habitual en la farmacia, es que el farmacéutico-ortopedia adapte dispositivos ortopédicos seriados, es decir, fabricados en serie y de diferentes tallas o medidas, a las necesidades del paciente. Pero en otras ocasiones, el paciente requiere una ortesis o prótesis a medida. En el proceso de elaboración de un producto ortopédico hay diferentes *etapas:*

1) Toma de moldes, medidas o patrón

Se recomienda tomar la medida varias veces y a distintas horas, ya que por ejemplo en el caso de patologías circularorias, puede haber diferencias entre la mañana y la tarde. Para la toma de medidas lo más común es utilizar una cinta métrica, pero también se puede utilizar el pie de rey (también llamado *calibre o calibrador*) o las pasigrafías para las ortesis plantares (en espuma fenólica o por pedigrafías para la elaboración de plantillas).

En cuanto a la toma del molde, éste podrá ser molde de escayola, de resina o molde digital (a través de un sistema informático, con precisión milimétrica, por ejemplo, Rodin 4D o Cam fit plus). Es importante colocar el segmento a moldear en la posición adecuada para el fraguado de la escayola o resina, para obtener un positivo en la posición más real posible y no tener que modificar el negativo.

Para la toma de patrón, se realizará a partir de un segmento a fabricar, dibujándolo, o bien a partir de una ortesis que ya utilice el paciente.

2) Rectificación del negativo y llenado del positivo

La rectificación del negativo se debe realizar durante el proceso de fraguado del molde. De no ser así, se tendrá que cortar el molde negativo antes de llenarlo, pudiendo cambiar algunas medidas. El molde se sellará con vendas de escayola para evitar las pérdidas de líquido. Tras sellarlo, se da una capa aislante interiormente en el molde, para poder retirar el líquido del positivo con facilidad y que no se adhiera. Esta capa puede ser de agua con jabón, vaselina, polvos de talco, silicona, etc.

El llenado puede ser en escayola o yeso, que es un material de mucho uso. Se trata de un polvo que hay que mezclar con agua. En función de la cantidad de agua que se utilice y del tipo de yeso, el molde fraguará y cogerá consistencia en mayor o menor tiempo.

También se puede realizar el llenado en espuma de poliuretano o pedilen.

3) Métodos de fabricación

Tras obtener el positivo, se deben pulir las impurezas, aplicar las expansiones que se deseen, nivelar el molde, añadir los elementos de descarga, etc.

Los *aparatos ortopédicos* suelen ser de metal, plástico o híbridos.

- *Metal:* Puede ser de metales en estado puro (hierro, cobre, plomo, aluminio, estaño, níquel o magnesio) o aleaciones (acero, bronce, latón o aluminio, ya que lleva impurezas). Las aleaciones tienen propiedades físicas y químicas parecidas a las de los metales, pero las propiedades mecánicas como la dureza, ductilidad o tenacidad pueden ser mejores. Se debe prevenir el riesgo de rotura del material, conociendo la fatiga del mismo. Para conocer la fatiga, se aplican repetidamente cargas pequeñas y constante en vez de una fuerza única de gran magnitud. Los metales se trabajan por golpes o usando las grifas o llaves triscadoras de acero de vanadio.
- *Plásticos y resinas:* Los plásticos se trabajan gracias a su fácil deformación o moldeado, ya que tiene una densidad casi líquida. El moldeo se realizará por calor y presión, aplicado a la vez o por separado.
  - *Laminación:* Los plásticos termofraguados tienen mayor resistencia a la rotura que los termoplásticos. La desventaja de los termofraguados es su intolerancia a los golpes o impactos, a diferencia de los termoplásticos. Los plásticos termofraguables (acrílicos, epoxi o poliéster) son líquidos a temperatura ambiente, y para fraguarlos hay que mezclarlos con un catalizador, con el que se endurecen.
  - *Termoconformado:* Se utiliza una lámina plana de material termoplástico. Primero hay que calentar y después va el formado. La lámina termoplástica se ablanda y remodela al tiempo que se retiene la nueva forma al enfriarse el material. Para moldear la lámina se utiliza fuerza mecánica, neumática o de vacío.

4) Acabado y guarnición

El plástico, cuando está moldeable, se aplica al molde y se produce un vacío para que el plástico se adapte totalmente al molde. Tras el enfriamiento, se retira utilizando una sierra de disco oscilante, parecidas a las que se utilizan en traumatología para quitar los yesos.

Ahora es el momento de fresado y pulido del aparato ortopédico, para que no quede ningún saliente que pueda lesionar al paciente. Esto se realiza utilizando fresadoras.

Una vez pulido, se prueba la ortesis en el paciente para poder detectar posibles errores de longitud, zonas de hiperpresión o dificultad de movimiento. Tras esto, se añadirán los elementos de protección, cierres, etc (2).

6.4. Ensayos de control

Con la ortesis o prótesis terminada, se cita al paciente para entregarla e indicarle las instrucciones. Hay que cerciorarse de que el paciente entiende su funcionamiento. El técnico ortopédico le colocará el aparato pero el paciente tiene que repetir la colocación bajo la supervisión del técnico. El paciente tiene que experimentar con la ortesis, sentirla e integrarla en su actividad diaria.

Tras la entrega del aparato, el paciente es citado para revisiones periódicas, para supervisar el correcto funcionamiento del mismo. Siempre hay que indicar, que ante cualquier molestia se debe acudir a la consulta de ortopedia para evitar consecuencias mayores (2).

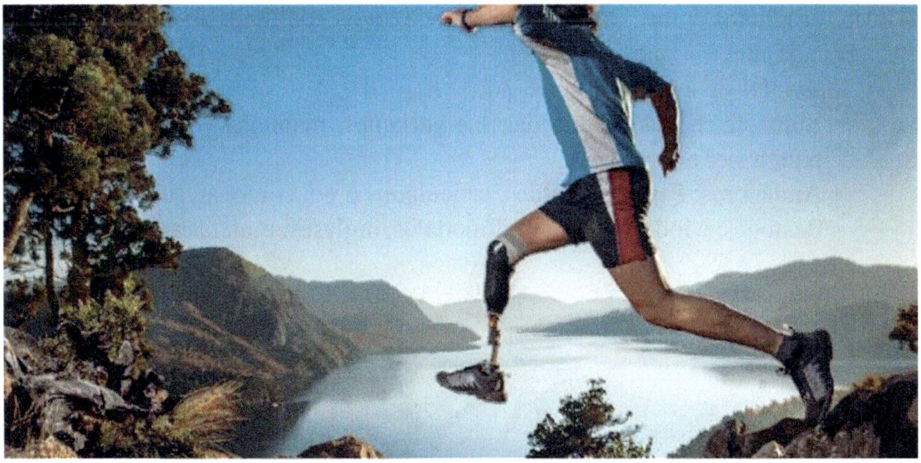

Figura 35. *Productos ortopédicos (43).*

6.5. Adaptación de productos en ortopedia

Un producto estándar es un producto fabricado en serie, para cuya dispensación o venta no es necesaria la toma de medidas. En cambio, un producto adaptado, es un producto estándar fabricado en serie, pero para su venta si necesitamos tomar medidas y modificar su forma para adaptarlo al paciente. Para esta adaptación se requiere un técnico ortopeda.

Ayudas técnicas

La UNE-EN ISO 9999, en la edición del 2003, definía la *ayuda técnica* como *cualquier producto, instrumento, equipo o sistema técnico utilizado por personas con discapacidad, fabricado especialmente o disponible en el mercado para prevenir, compensar, mitigar o neutralizar la deficiencia o minusvalía.* Posteriormente, en 2017 se modificó, renombrándola como UNE-EN ISO 9999: 2017, que establece una clasificación y terminología de productos de apoyo, producidos especialmente o disponibles en el mercado, para personas con discapacidad. Los productos de apoyo utilizados por una persona con discapacidad, pero que requieren la asistencia de otra persona para su funcionamiento, están incluidos en la clasificación (44).

Dichas ayudas técnicas facilitan a las personas discapacitadas temporal o permanentemente a tener un mayor grado de independencia en las actividades de la vida diaria, aportando mayor calidad de vida en general.

Las ayudas técnicas se renombraron en 2007 como *productos de apoyo.* Así, los productos de apoyo podrán ser preventivos, facilitadores o compensadores, según la función que realicen.

Ejemplos de ayudas técnicas son:

- Sillas de ruedas: Con todas sus variantes, manuales, eléctricas, ligeras para hacer deporte, etc.
- Andadores: Fijos, plegables, articulados o no, con o sin ruedas, etc.
- Bastones: Modificados o multipodales, ingleses, muletas axilares, etc (2).

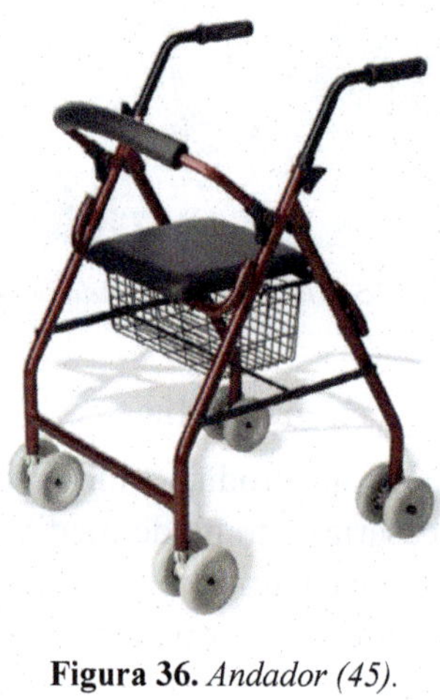

Figura 36. *Andador (45).*

7. PRODUCTOS DE ORTOPEDIA Y SUS APLICACIONES. ORTESIS

7.1. Introducción

Como ya se ha definido en otro capítulo, una ortesis es un apoyo o cualquier dispositivo aplicado externamente al cuerpo capaz de modificar los aspectos funcionales o estructurales del sistema neuro-músculo-esquelético. Y es importante, diferenciar ortesis y prótesis. La diferencia con las prótesis es que no sustituyen un órgano o miembro con incapacidad física, invalidez o dismetría, o parte del mismo, sino que reemplazan o refuerzan, parcial o totalmente sus funciones.

Tipos de ortesis

1) Ortesis activas dinámicas

Se trata de una ortesis que lleva incorporado un sistema mecánico elástico (flejes, muelles, gomas) para que se mueva una parte del miembro paralizado. Suplen la función muscular producida tras la parálisis.

2) Ortesis activas estabilizadoras

Su función es mantener o impedir el movimiento articular no deseado, y suplir la acción del músculo, ligamento o tejido nervioso lesionado. Servirán tanto para actuar como soporte de un segmento paralizado o para disminuir el balance articular de un segmento tras un proceso inflamatorio y doloroso. Su uso suele ser temporal, pero en determinados casos puede ser definitivo.

3) Ortesis pasivas posturales

Su objetivo es mantener la alineación o anulación de un segmento corporal enfermo o lesionado, evitando una deformidad en dicho miembro y estimulando de forma indirecta al individuo para mantener una postura determinada. Pueden ser protectoras o correctoras.

4) Ortesis pasivas elásticas

Serán de un material u otro en función del objetivo a buscar: Compresión para mejorar la propiocepción o aumentar el calor local. Ej., rodilleras, tobilleras, fajas (2).

7.2. Ortesis de pie (FO)

Las ortesis del pie o FO (*foot orthesis*) son las que incluyen exclusivamente al pie y no al tobillo. Cubren la planta del pie y deben ir dentro del zapato. Comúnmente se conocen como *plantillas*. Sirven para corregir o modificar alguna anomalía biomecánica (Ej., varo o valgo de retropie), descarga de zonas específicas del pie (Ej., en metatarsalgias) y para mejorar el rendimiento deportivo o aumentar el confort de la bipedestación.

Según el objetivo de la plantilla, se elaborará de un material u otro. Es importante hacer una valoración completa del paciente (exploración cutánea, fuerza muscular, balance articular y deformidades).

Pie cavo o varo: El *pie cavo* suele ser rígido, absorbe menos los impactos, aumentando la presión en cabezas metatarsales y talón. Y el *pie plano* suele ser más flexible o laxo, dando una mala alineación de los huesos del pie respecto al tobillo.

Asimismo, es muy importante, valorar el ciclo de la marcha del paciente, observando las posibles deficiencias existentes en la deambulación. Gran información nos aporta la observación de las suelas de los zapatos y los desgastes en diferentes zonas, sobre la posición de promoción o supinación del pie.

Partes de la plantilla

- *Capa superior:* En contacto con el pie. El cuero curtido o las pieles naturales se trabajan bien al ser delgado y maleable, pero se desgasta y hay que sustituirlo. Los materiales sintéticos (vinilo o alcántara) con coeficiente de fricción más bajo, se resecan y se agrietan. Las espumas superiores son acolchadas pero no deben de ser perforadas para que no pase la humedad a las capas inferiores; pero su grosor puede dar problemas en la cabida en el zapato.

- *Capa de acolchado o elementos de descarga (opcional):* Se utiliza gomaespuma o látex. Si lo que se busca es amortiguación en casos de impactos repetitivos como en el deporte, se utilizan materiales más rígidos como las gomas o corchos. Hay que tener en cuenta que la dureza se obtiene superponiendo capas, por lo tanto, aumentando el grosor de la plantilla; característica a tener en cuenta para la cabida en el zapato. Pero cuando se busca mayor confort y protección de la piel, se usan espumas más blandas (plastazote, pelite, PPT), personalizando el acolchado. El inconveniente es la poca durabilidad y la falta de recuperación de su forma tras quitar la presión.
- *Capa estructural o nervio de la plantilla:* Es donde se realiza la personalización de la plantilla. Se utilizarán materiales termoplásticos, laminados o fibras artificiales que se calentarán para darles forma con el positivo ya rectificado. Tras enfriar, se recortan y se pulen.

Además se aprecian otros elementos en las plantillas, como el soporte del arco longitudinal interno que es muy importante. Está situado bajo la planta del pie ocupando desde el calcáneo hasta justo detrás de la cabeza del primer metatarsiano, y su zona central y más alta corresponde con el hueso escafoides. Sirve para evitar la caída o la excesiva promoción del pie al apoyar.

Otro elemento en la plantilla es la almohadilla metatarsal, que va desde la base de las cabezas metatarsales hasta un punto próxima no definido. Sirve para mantener el arco transverso del pie y descargar las cabezas metatarsales, gracias a que su principal apoyo es la diáfisis del metatarsiano. Puede ocupar todas las cabezas (barra metatarso) o sólo las cabezas centrales (almendrilla o corazón).

En cuanto al soporte del arco longitudinal externo, no tiene mucha importancia. Va desde el calcáneo hasta la base próxima del quinto metatarsiano. Es menor soporte que el arco interno y más rígido. Se utiliza para el tratamiento de los pies cavos y varios de mediopié.

La base del talón es importante y puede ser plana, cóncava o profunda para mayor control del calcáneo.

Las cuñas o refuerzos se añaden en la parte inferior de la ortesis para corregir deformidades en varo o valgo. Al colocarlas hay que cerciorarse de que no provocan tensión interna o externa en las articulaciones del tobillo.

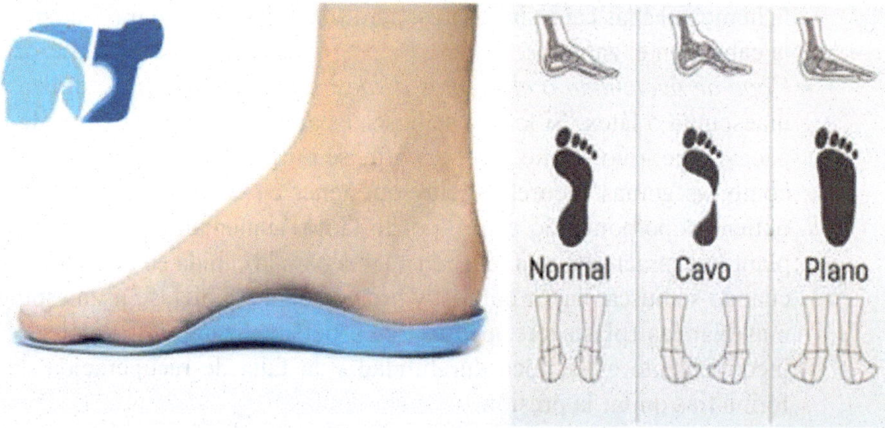

Figura 37. *Plantillas (46).*

Zapatos ortopédicos

El zapato ortopédico es el que se indica en pacientes con problemas en sus pies y que con calzado normal no puede ser corregido o compensado. Los problemas pueden ser debidos a deformidades anatómicas o funcionales, musculares o tendinosas, articulares o neurológicas.

Las *partes* del zapato ortopédico son:

- *Horma:* Es el molde positivo tridimensional del pie sobre el que se elaborará el calzado y se van añadiendo el resto de componentes.
- *Caña:* Sirve para proteger el pie excepto la planta. Contiene el pie y lo mantiene en la correcta posición. También sirve para contener el tobillo dándole estabilidad. Tiene diferentes *partes*: Empeine o pala, lengüeta, traseras de la caña y tira de la talonera.
- *Refuerzos:* Suelen estar en la puntera, en la pala o en el contrafuerte y talonera.
- *Suela:* Es la parte en contacto con el suelo. Suele tener una pequeña elevación en la puntera para favorecer el despegue de los dedos.
- *Tacón:* Situado en la zona posterior del calzado unido a la suela externa. Su longitud correcta debe ser de 4/9 partes de la suela. Debe quedar totalmente plano sobre el suelo, para evitar desequilibrios en bipedestación o durante la marcha.

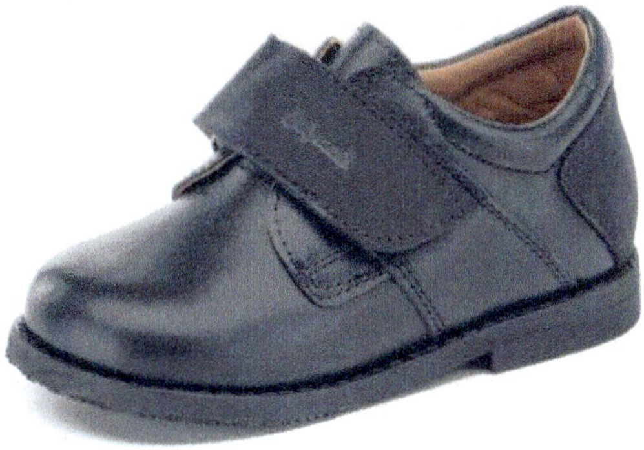

Figura 38. *Calzado ortopédico infantil (47).*

Observando las deformaciones del calzado, se pueden descubrir posibles *desviaciones del pie:*

a. Si la deformación está en la parte externa, suele ser debida a la presencia de pie varo.
b. Si la deformación está en la parte interna, suele ser debida a problemas por pie plano o valgo.
c. Si la deformación está en la puntera, suele darse en ancianos con problemas de déficit de movilidad (artrosis, rigidez). También puede darse en niños que caminan de puntillas.
d. Si la deformación está en la cabeza del primer metatarsiano, será un posible antepié pronado. Si es en el quinto metatarsiano, puede ser un antepié supinado.
e. Si la deformación está en la cara superior de la puntera, indicará dedos en garra. Y si la deformación está en el refuerzo de la pala, corresponderá al hallux valgus (juanete) (2).

7.3. Ortesis de tobillo (AO)

En las ortesis de tobillo (AO) y en las de tobillo-pie (AFO) se busca tener un control óptimo del tobillo y a la vez, influir indirectamente en la articulación de la rodilla, posibilitando así el tratamiento de patologías discapacitantes más importantes que las que se tratan con las FO. Incluso, actualmente existen ortesis AFO electrónicas, que permiten articular el movimiento deseado a través de la transmisión de estímulos eléctricos a la musculatura inhibida.

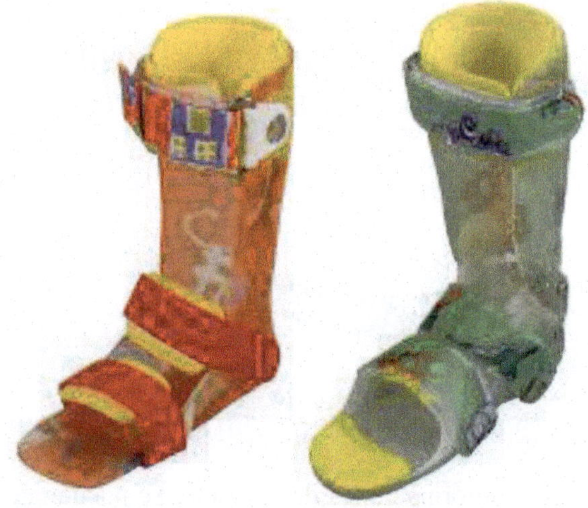

Figura 39. *Ortesis AFO (48).*

Pero la ortesis que más se utiliza es la mecánica. Serán de metal, de plástico o híbridos, pero los que más ventajas presentan son los de fibra de carbono, muy aceptados pero de alto coste.

Los *requisitos* de este tipo de ortesis son:

- Control del movimiento
- Corrección y alineación
- Compensación de la debilidad

Se utilizarán en casos de lesiones en el nervio ciático, en casos de pie equino o en casos de bebés con pie zambo o equino varo (2).

7.4. Ortesis de rodilla (KO)

Las ortesis de rodilla se utilizan en pacientes con una lesión en la rodilla, del tipo de desórdenes patelo-femorales o anulaciones anormales como el varo o el valgo, pero no en el pie ni tobillo. La más utilizada es la rodillera, que protegerá y estabilizará la rodilla, aunque dichas finalidades no han sido corroboradas científicamente.

Las ortesis inicialmente fueron funcionales, para posteriormente ser postoperatorias y finalmente profilácticas. Las funcionales proporcionan mayor estabilidad mecánica a la articulación, sustituyendo la acción del elemento lesionado. Además protegen el segmento que engloban, previniendo lesiones deportivas.

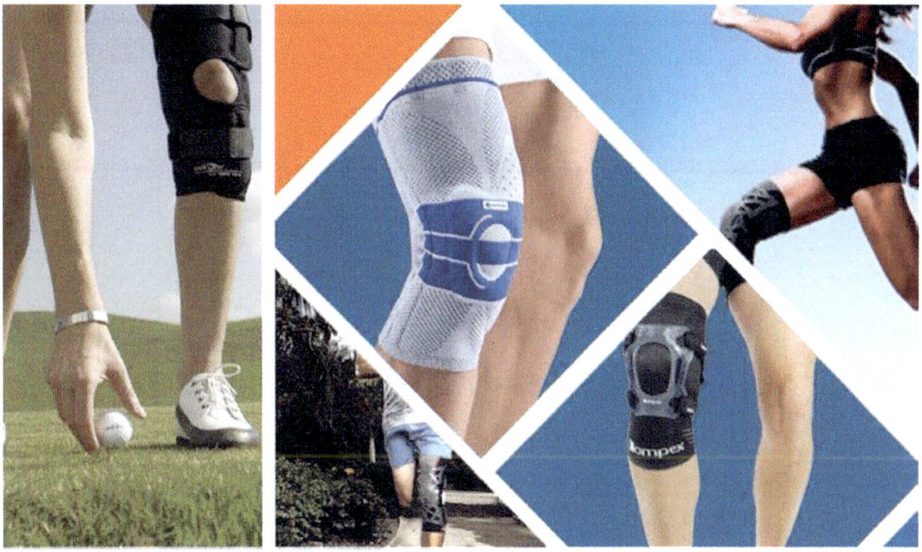

Figura 40. *Tipos de rodilleras (49).*

Otros efectos son el propioceptivo, el estabilizador, sin olvidarse del aspecto psicológico (seguridad que aportan al paciente) y el efecto de descarga modificando la orientación de las fuerzas de la articulación.

Tipos de rodilleras

- Rodilleras no articuladas
- Rodilleras de eje simple o monoaxial
- Rodilleras de eje retrasado
- Rodilleras policéntricas

Según su función ya se ha visto que pueden ser profilácticas, postoperatorias/rehabilitadoras o descarga y funcionales. Y un cuarto tipo sería las ortesis femoro-patelares que son las que facilitan mantener la rótula centrada al estar la rodilla flexionada o extendida (2).

7.5. Ortesis de pie, tobillo y rodilla (KAFO)

Las ortesis KAFO se utilizan para el control del pie, tobillo y rodilla en casos de inestabilidad de rodilla en el plano sagital, genu recurvatum y flexo de rodilla con insuficiencia de cuádriceps, así como en casos de desviaciones medio-laterales de rodilla, varo o valgo.

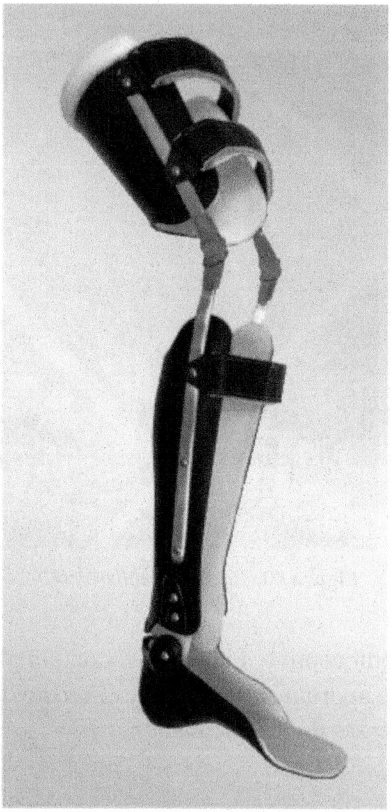

Figura 41. *Ortesis KAFO (50).*

Hay tres *articulaciones* para las férulas KAFO:

1. *Articulación libre o suiza:* Puede estar totalmente libre aunque normalmente lleva un mecanismo de bloqueo en bipedestación. La recuperación del muelle lleva la anilla hacia abajo ayudando a la gravedad para cerrar la rodilla.
2. *Articulación libre con cierre de anillas:* También dejan la rodilla en extensión completa durante la deambulación y se desbloquean automáticamente por efecto de la gravedad si el paciente se pone de pie.
3. *Articulación libre de eje retrasado:* No tiene ningún bloqueo mecánico y le da mayor estabilidad al paciente. Será inestable en terrenos irregulares.

Pueden ser diseños en metal, en plástico o bien en plástico-metal (2).

7.6. Ortesis de cadera, rodilla, tobillo y pie (HKAFO)

Se trata de una ortesis KAFO a la que se le añade una barra lateral unida por una articulación a una banda pélvica, consiguiendo de esta forma el control de la articulación de la cadera.

Normalmente, dicha articulación de cadera es por un eje sencillo que permite la flexión y extensión de la misma, con un tope ajustable para limitar la hiperextensión, pero evita la aducción-abducción y la rotación.

Además, existen modelos con articulación de doble eje, en los casos que no se requieran limitaciones en la flexoextensión ni abducción-aducción.

En cuanto a la banda pélvica, se estabiliza por el contacto con la pelvis. En función del grado de control requerido y el número de extremidades afectadas, se utilizará un tipo de banda u otro.

Tipos de bandas pélvicas

a. Unilaterales: Banda metálica adaptada a la pelvis por el lado afectado, mientras el resto de la pelvis se une a la banda pélvica a través de un cinturón flexible.

b. Bilaterales: Se utilizan en casos de patologías como la espina bífida o lesiones medulares. Similar a la unilateral, pero con la diferencia de que por detrás contacta con las nalgas y se curva ligeramente hacia arriba.

c. Doble o cesta pélvica: Con la finalidad de tener un mayor control bilateral, fijando bien la pelvis. Lleva un corsé de termoplástico añadido.

d. Cinturón silesiano: Se trata de un cinturón sin articulación que ofrece una leve resistencia a la rotación y abducción-aducción de la pelvis.

Una variante de la ortesis HKAFO es añadir una extensión espinal. Se utiliza en los casos de lesiones de médula espinal, distrofia muscular, espina bífida y poliomielitis severa para controlar el movimiento del tronco o alinear las estructuras de la columna (2).

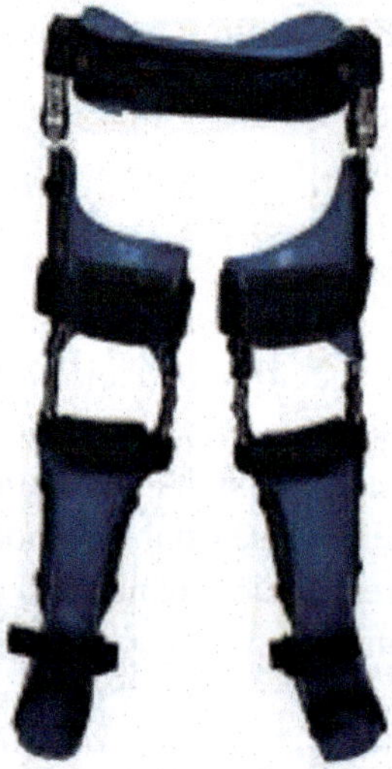

Figura 42. *Ortesis HKAFO bilateral (51).*

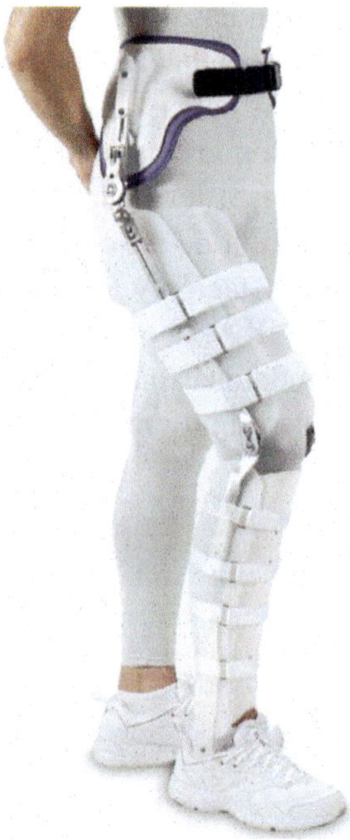

Figura 43. *Ortesis HKAFO unilateral (52).*

7.7. Ortesis de hombro (SO)

Las ortesis de hombro suelen ser ortesis de descarga del miembro superior o de partes del mismo. Normalmente no se fabrican a medida, sino que son aparatos fabricados en serie, de materiales textiles y plásticos termoconformados. Tienen que ser de fácil colocación y retirada, para facilitar la higiene del paciente.

Tipos de ortesis de hombro

1. *Cabestrillo o shoulder sling:* Es el más utilizado y conocido. Se utiliza para la descarga de la extremidad superior; para limitar el movimiento situando el hombro en posición de aducción y rotación interna. Se utiliza en lesiones post-traumáticas, en patología post-quirúrgica para inmovilizar tras fracturas humerales, en lesiones del manguito rotador, etc. Compuesto por un soporte de descarga antebraquial y una banda contralateral ajustable.

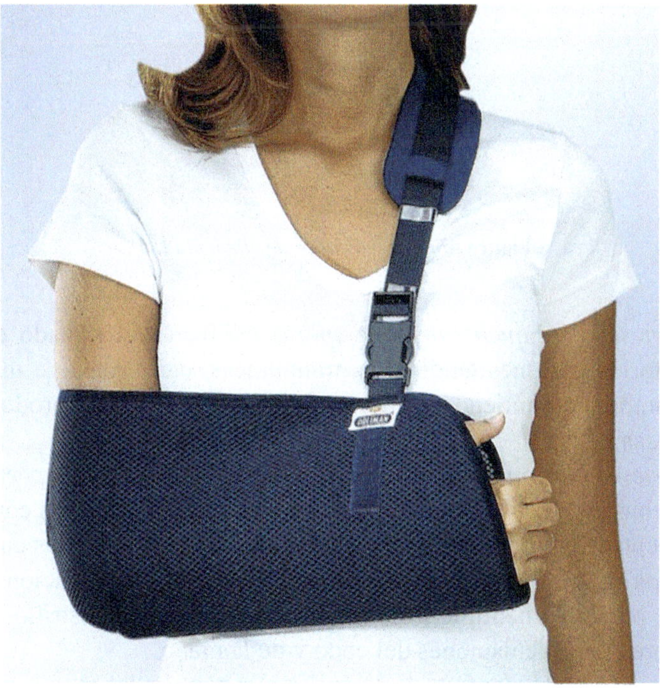

Figura 44. *Cabestrillo (53).*

2. *Ortesis o "arnes en 8 de guarismo":* Utilizado para favorecer la posición en retropulsión de los hombros. Se utiliza en casos de fracturas de clavícula.

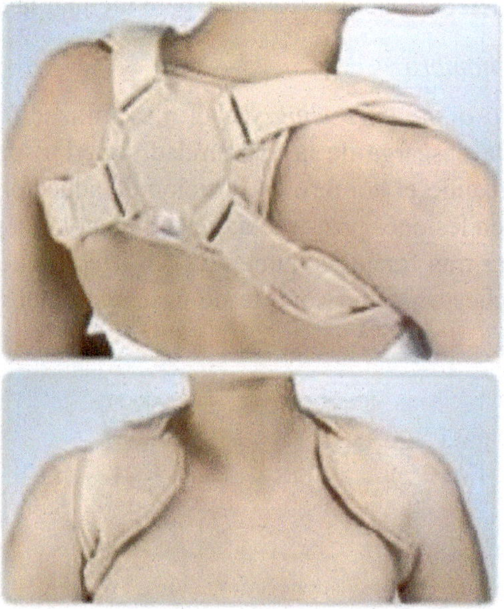

Figura 45. *Inmovilizador de clavícula (54).*

3. *Ortesis Pouliquen (airplane splint) (SEWHO):* Utilizado en postoperatorios, lesiones tendinosas, traumáticas, etc. Protege e inmoviliza el hombro, permitiendo el reposo de la articulación y produciendo una descarga.
4. *Ortesis funcionales para fracturas de la extremidad superior:* Lo que se busca es la estabilización funcional de la fractura. Son cómodamente aceptadas, sobre todo en fracturas humerales y diafisarias cubitales.
5. *Manguito humeral (SO):* Se utiliza para evitar la sublevación del hombro en pacientes hemipléjicos. La ventaja frente al cabestrillo es que deja libres las articulaciones del codo y de la mano.
6. *Brace articulado:* Ortesis dinámica que permite los movimientos de flexo-extensión (2).

7.8. Ortesis de codo, antebrazo y muñeca (EWHO)

Ortesis de codo

Las ortesis dinámicas de codo se utilizan cuando existen rigideces o contracturas en flexión. La ortesis circunferenciales del tipo brace articuladas a nivel del codo se utilizan en fracturas de antebrazo sobretodo. Al ir avanzando la curación se va ampliando los grados de movilidad articular.

Si la fractura es del cúbito o radio o ambos, las ortesis se alargarán hasta la mano para evitar la pronosupinación. Las bandas y los manguitos se deben colocar cerca del codo y sin excesiva presión cutánea.

Los straps epicondilares (EO) se utilizan en epicondilitis o epicondilalgias o *codo de tenista,* que son causadas por movimientos repetitivos, tanto en el mundo laboral como en el deportivo. Es un brazalete que se coloca en el tercio superior del antebrazo.

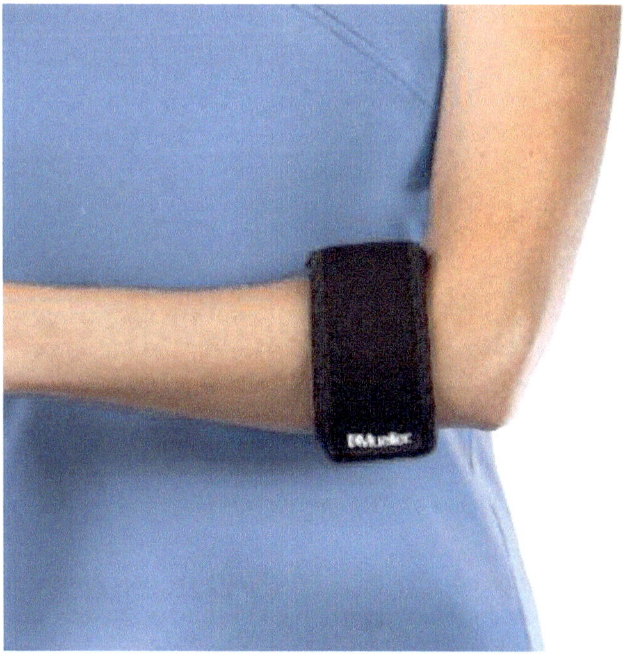

Figura 46. *Strap epicondilar o codera para epicondilitis (55).*

Ortesis antebrazo y muñeca (WO)

Estas ortesis pueden ser palmares o dorsales. Lo más frecuente es que la muñeca esté ligeramente flexionada dorsalmente, excepto en el síndrome del canal carpiano que tiene que estar en posición neutra para disminuir la presión del nervio mediano.

1. *Ortesis para el síndrome del túnel carpiano:* Consta de una férula de reposo que coloca a la muñeca en posición neutra. Normalmente, está fabricada en material termoplástico y se cierra por unos velcros. No obstante, también pueden ser del tipo muñequera con fleje palmar o dorsal.

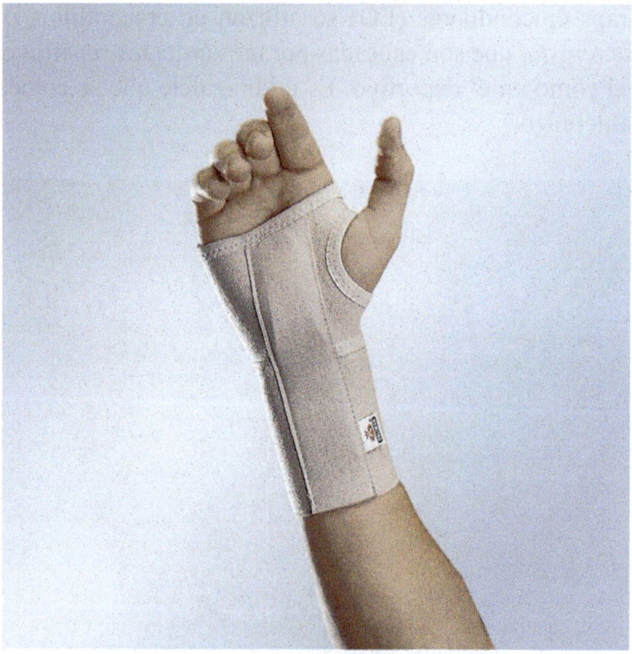

Figura 47. *Muñequera con férula (56).*

2. *Ortesis de muñeca tipo coco up (WO):* Es una ortesis pasiva o estática. Se utiliza en inmovilización en esguinces, luxaciones, fracturas de muñeca o antebrazo, tras retirada de yeso antebraquial, postoperatorios de muñeca, etc. El carpo tiene que estar en flexión dorsal y se permite la flexión de los dedos.

3. *Ortesis neurópata del cubital (ulnar gutter spint):* Es una ortesis estática funcional con diseño de canalón cubital. Permite el movimiento de los dedos y la pronosupinación del antebrazo. La muñeca está en posición neutra.
4. *Ortesis fractura de Colles:* Es la fractura más frecuente en las patologías del antebrazo (2).

7.9. Ortesis de muñeca y mano (WHO)

1. *Ortesis de reposo muñeca-mano:* Inmoviliza la muñeca y la mano. Es estática y se utiliza para mantener los arcos de la mano, estando la muñeca en posición neutra o ligera dorsiflexión. Se utiliza en patologías neurológicas con rigidez para evitar el cierre de la mano y para evitar rigideces en pacientes quemados.

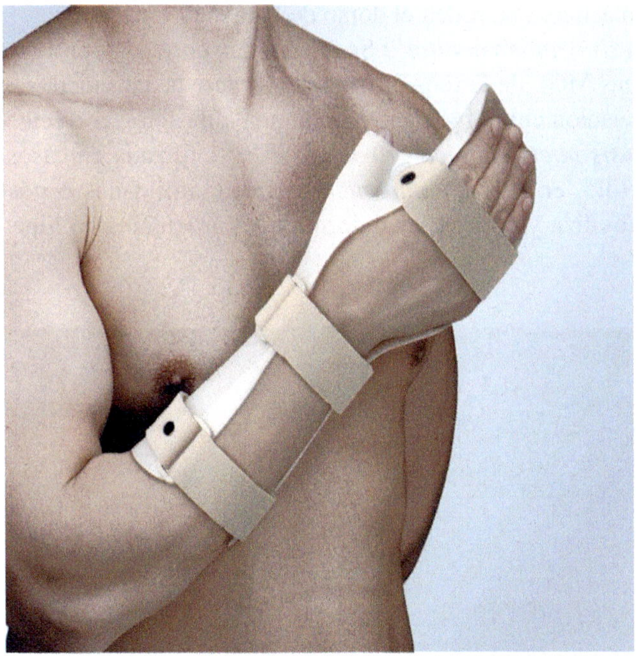

Figura 48. *Ortesis de reposo muñeca-mano (57).*

2. *Ortesis tenosinovitis De Quervain:* Inmoviliza y relaja el pulgar, dejando libre de movilidad su interfalángica. La ortesis llega hasta el tercio proximal del antebrazo y el pulgar está en ligera abducción y oposición.
3. *Ortesis Rizartrosis "espiga del pulgar":* Ortesis pasiva que estabiliza la articulación trapezometacarpiana del primer dedo, continuando por el borde radial de la mano, y rodeando la falange del pulgar. Protege y limita la movilidad trapezometacarpiana y metacarpofalángica (2).

7.10. Ortesis de dedos

Las ortesis de dedos son utilizadas para inmovilizar y evitar el dolor, o bien para prevenir y corregir rigideces postraumáticas.

1. *Ortesis metacarpofalángicas (MCF):* Utilizada para corregir la hipertensión de las articulaciones MCF, manteniendo las falanges distales en posición funcional. Es una ortesis pasiva o estática normalmente de termoplástico, que rodea el dorso de la mano.
2. *Ortesis "ráfaga cubital":* Se utiliza para corregir y proteger las articulaciones MCF de la tensión externa durante la actividad, restringiendo la desviación cubital y manteniendo una alineación correcta.
3. *Ortesis interfalángica proximal (IFP):* Utilizada en casos de dedos en martillo, en garra, *boutonniere* o en deformidades o postraumatismo. Inmoviliza y corrige las deformidades articulares en hiperflexión de la IFP.

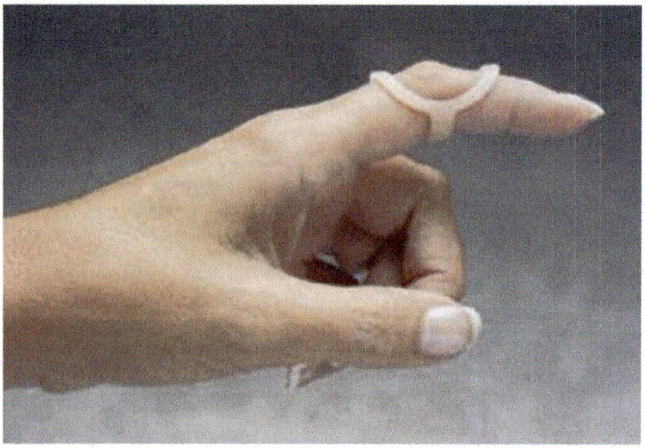

Figura 49. *Ortesis estabilizadora de dedo o en anillo (58).*

4. *Ortesis interfalángica distal (IFD):* Utilizada para inmovilizar en caso de fracturas, lesión de tendones y ligamentos colaterales.
5. *Ortesis de reposo muñeca-mano-dedos:* Utilizada en casos de mano espástica para mantener la mano en posición sin dolor, reduciendo el tono instaurado.
6. *Ortesis de abducción-oposición del pulgar:* Utilizada en casos de mano espástica, manteniendo un espacio interdigital correcto para la oposición.

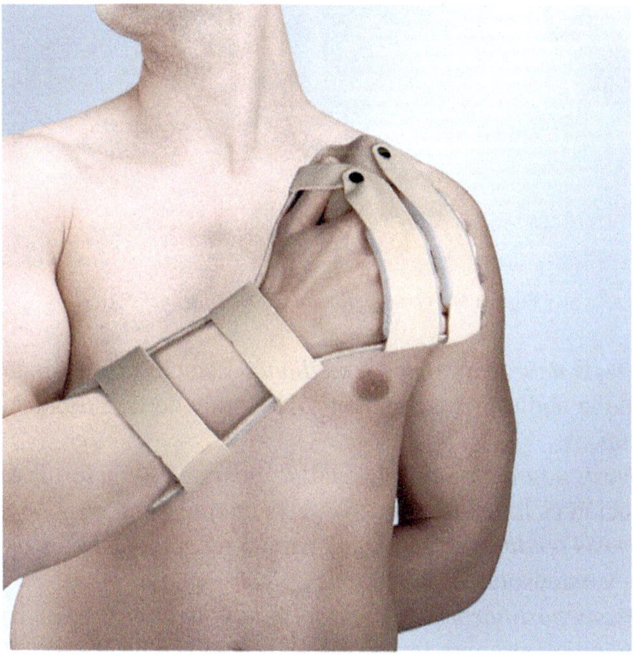

Figura 50. *Férula inmovilizadora de mano espástica (59).*

7. *Ortesis dinámica de Thomas:* Utilizado en pacientes con neuropatía radial como parálisis o en rehabilitación de mano traumática o postquirúrgica. Se busca la extensión de las articulaciones MCF e interfalángicas, y la abducción del pulgar. Con unos elásticos se regula la tensión activa en función del paciente.

8. *Ortesis dinámica Oppenheimer:* Indicado en pacientes con parálisis del nervio radial. Se busca la flexión dorsal de la muñeca con abrazadera de abducción del pulgar.

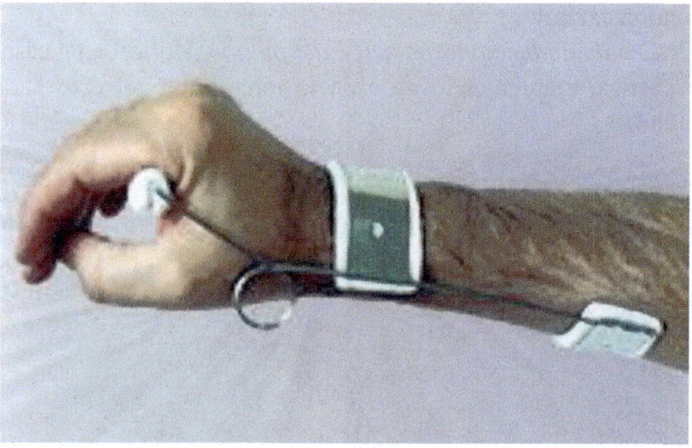

Figura 51. *Ortesis dinámica Oppenheimer (60).*

9. *Ortesis neuropatía nervio mediano:* Es una ortesis dinámica que permite la abducción del pulgar y la flexión de las articulaciones interfalángicas.
10. *Ortesis neuropatía nervio cubital:* Se trata de una férula dinámica cuya función es la reducción de la garra cubital.
11. *Ortesis tendinosas:* Utilizada para la reparación de los tendones flexores y extensores de la mano.
12. *Ortesis postquirúrgica de la patología tendinosa:* Pueden ser pasivas (durante la primera fase según el periodo de cicatrización) o bien activas, para permitir ejercicios contra la resistencia del flexor del dedo o del tendón extensor del dedo (2).

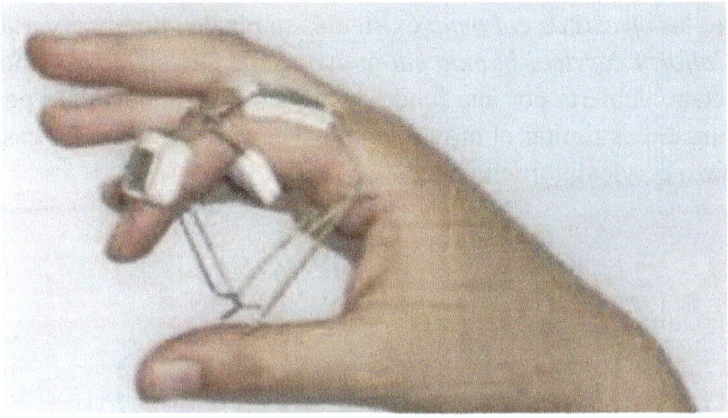

Figura 52. *Ortesis activa para dedos (61).*

7.11. Ortesis de columna

Las ortesis de columna son utilizadas en casos de déficits a nivel de soporte (en atrofia muscular), para tratamiento del dolor o para el control del movimiento o de la posición.

Las ortesis vertebrales *se clasifican* en función del nivel vertebral que se va a tratar:

- SO: Ortesis sacras.
- LSO: Ortesis lumbosacras.
- TLSO: Ortesis dorsolumbosacras.
- CTO: Ortesis cervicotorácicas.
- CO: Ortesis cervicales.

Además dichas ortesis *pueden ser* semirrígidas (corsés) o rígidas:

a. Los *corsés* aportan cierto grado de inmovilización a la columna y son utilizados para el tratamiento del dolor por una contractura muscular. Su uso está limitado a la presencia del dolor, cuando éste desaparece, el uso del corsé puede derivar en atrofia muscular. Suelen estar fabricados en telas o Dacron, y a veces van reforzados con varillas posteriores de acero.

b. Las *ortesis vertebrales rígidas* son utilizadas para limitar la movilidad. En función del movimiento que se quiera controlar se utilizará un modelo u otro. Suelen estar fabricados en aleaciones de aluminio radiotransparentes y maleables.

Entre las *ortesis de columna* existentes se pueden nombrar varias:

1. *Collarín cervical blando sin apoyo (SO):* Ortesis de espuma de poliuretano cubierta por una funda de algodón y con un velcro posterior. Su función es limitar el movimiento excesivo. Utilizados en casos de latigazo cervical, tortícolis, etc.

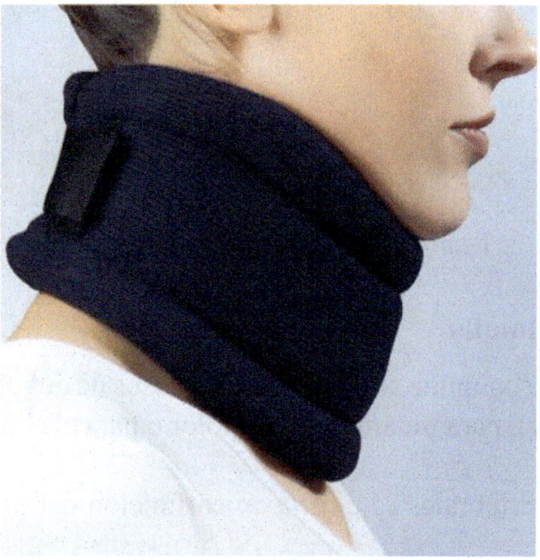

Figura 53. *Collarín blando (62).*

2. *Collarín semirrígido (SO):* Constan de doble apoyo occipital y mentoniano. Se obtiene una buena sujeción del cuello. Utilizados en casos de contracturas, traumatismos óseos leves, etc.
3. *Collarín rígido (CTO):* Evitan la movilidad de la columna cervical. Utilizados en casos de traumatismos importantes, fracturas, etc.
4. *Ortesis toracolumbosacra de control triplanar (TLSO):* Ortesis rígida también llamada *body jacket.* Se busca inmovilizar las vértebras dorsolumbares, limitando la flexo-extensión y las inclinaciones laterales y rotacionales. Utilizados en casos de aplastamientos vertebrales, fracturas del cuerpo vertebral, inmovilizaciones postquirúrgicas.
5. *Ortesis toracolumbosacra de control de flexión (TLSO):* Ortesis rígida también llamada *corsé de Jewett.* Limita la flexión de la columna, mediante tres puntos de presión en zona esternal, púbica y dorsolumbar ajustable. Habitualmente fabricado en aluminio. Utilizados en casos de fractura vertebral, tratamiento postquirúrgico.

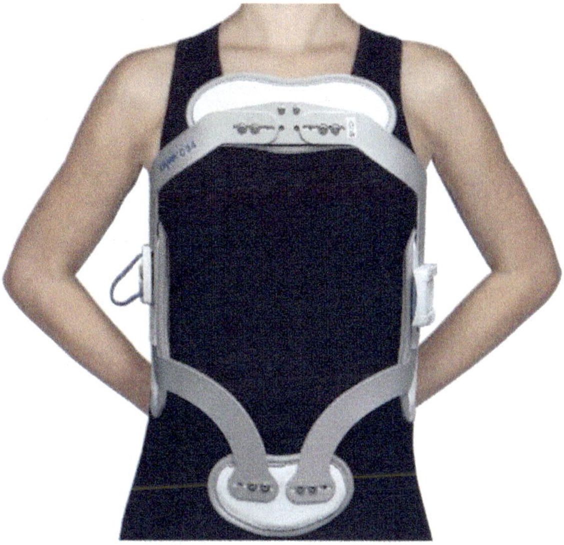

Figura 54. *Corsé de Jewett (63).*

6. *Ortesis toracolumbosacra de control sagital y coronal (TLSO):* También llamada *Knig-Taylor*. Limita la flexo-extensión y la flexión lateral. Utilizados en caso de fractura, inmovilización postquirúrgica.
7. *Ortesis lumbosacra de control digital y coronal (LSO):* Ortesis rígida también llamada *Knight*. Limita la flexo-extensión y la inclinación. Formada por unas bandas a nivel de tórax y la pelvis, junto con unas barras laterales. Utilizados en caso de fractura, tratamiento postquirúrgico.
8. *Corsé de Milwakee:* Se trata de un ortesis cérvico-toraco-lumbo-sacra (CTLSO). Está formada por un anillo cervical, una cesta pélvica y dos barras posteriores y una anterior. Es utilizado en escoliosis ya que se consigue una autoelongación activa y un control lateral y rotación vertebral. Es recomendado compaginar esta terapia junto con un programa de ejercicios terapéuticos indicados por un fisioterapeuta.

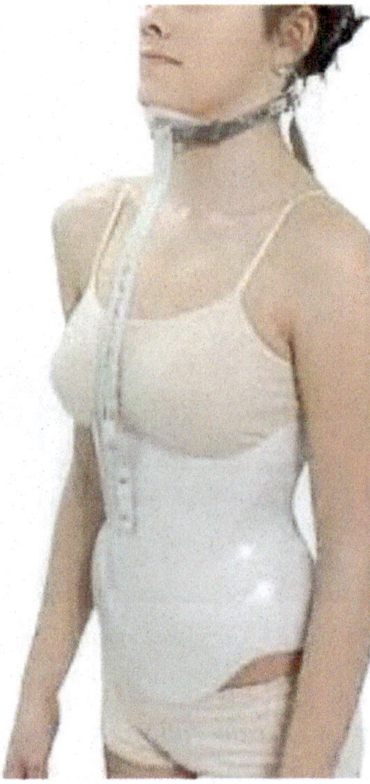

Figura 55. *Corsé de Milwakee (64).*

9. *Corsé de Chenau:* Ortesis de corrección combinada, pasiva por las fuerzas aplicadas por el corsé y activa por el paciente. Utilizado en escoliosis. Presenta placas de presión y espacios de expansión. Se requiere utilización a tiempo completo (mínimo 22 horas/día).
10. *Corsé de Michel:* También llamado *corsé corto activo*. Utilizado en escoliosis lumbares de II grado. Presenta muy buena adaptación. Costa de tres placas de presión a nivel de la pelvis, del tórax y de la zona ileolumbar, y dos barras una anterior y otra posterior.
11. *Corsé de Boston.*
12. *Corsé de Providence.*
13. *Corsé Marie Adelaide.*
14. *Corsé de Charleston (2).*

7.12. Ortesis de cráneo

Las ortesis de remodelado craneal son utilizadas para corregir deformaciones craneales. Suelen estar fabricadas en materiales plásticos.

Lo que se busca con las ortesis craneales es crear espacios para permitir el crecimiento de las partes deprimidas del cráneo; impedir el crecimiento de las partes abombadas del cráneo por contacto; la simetría de la ortesis provocará la simetría del cráneo. No alteran el crecimiento craneal, sino su dirección.

Son utilizadas en patologías de recién nacidos como la plagiocefalia, braquicefalia y escafocefalia. El tratamiento se debe comenzar en los primeros meses de nacimiento (2).

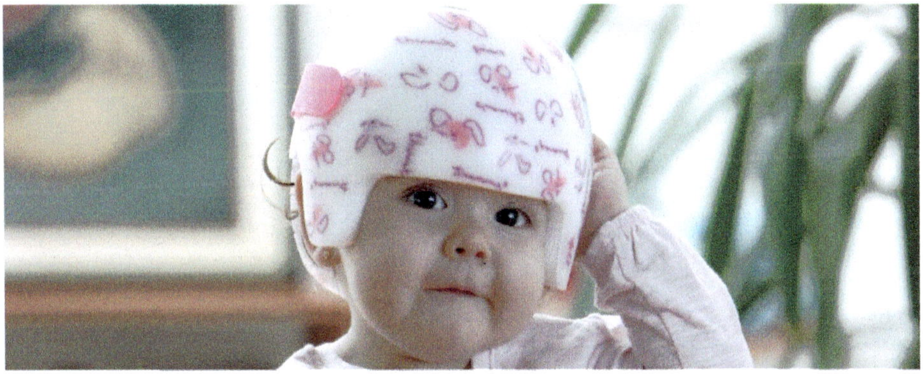

Figura 56. *Ortesis craneal (65).*

8. PRODUCTOS DE ORTOPEDIA Y SUS APLICACIONES. PRÓTESIS

8.1. Introducción

La amputación es un procedimiento quirúrgico que consiste en extirpar una extremidad, superior o inferior, o parte de la misma a consecuencia de un trauma o enfermedad (66).

Hay veces que el segmento amputado se puede reconectar, siempre que ambas partes hayan sido correctamente tratadas con tal finalidad.

Además, la pérdida de un miembro suele crear un trauma psicológico al enfermo. Aspecto a tener en cuenta a la hora de la colocación de una prótesis.

En España es bastante elevada la incidencia de amputaciones y una de las causas más frecuentes es la patología diabética o vascular, seguida de la causa de tipo traumático. Por ello, es sumamente importante vigilar el pie diabético para evitar la amputación, previniendo y tratando las úlceras de los pies (2).

8.2. Prótesis

Como se definió en capítulos anteriores, la prótesis es una extensión artificial que sustituye o provee una parte del cuerpo que falta por diferentes causas. La finalidad principal de una prótesis es la de sustituir una parte del cuerpo que falte por una amputación o que no exista a causa de agenesia, realizando las mismas funciones que la parte perdida, como las piernas artificiales o las prótesis dentales.

Pero también se suele usar con fines estéticos como las prótesis oculares de vidrio, o para dotar al cuerpo de funciones que no tiene naturalmente, como las prótesis mamarias utilizadas en cirugía de reasignación de sexo o de personas transgénero o reconstrucción tras una mastectomía.

La persona amputada tiene que adaptarse a la prótesis y el técnico ortopédico tiene adaptar la prótesis a las necesidades del amputado. Esta adaptación requiere de tiempo y esto hay que aclararlo desde el principio para evitar dar falsas expectativas.

Prótesis utilizadas en ortopedia

- Prótesis ortopédicas o de las extremidades
- Prótesis auditiva o audífono
- Prótesis oculares
- Prótesis faciales
- Prótesis mamarias (2)

8.3. Prótesis de la extremidad inferior

Las amputaciones de la extremidad inferior constituyen el 75% del total de las amputaciones. Cuanto más distal sea la amputación, mejor y más satisfactoria será la rehabilitación. El nivel de amputación determinará el tipo de prótesis. La extremidad inferior se divide en pie, pierna y muslo.

1) Prótesis de pie

Las prótesis de pie se utilizan para reequilibrar el pie, además de mejorar la estética y el estado psicológico del paciente.

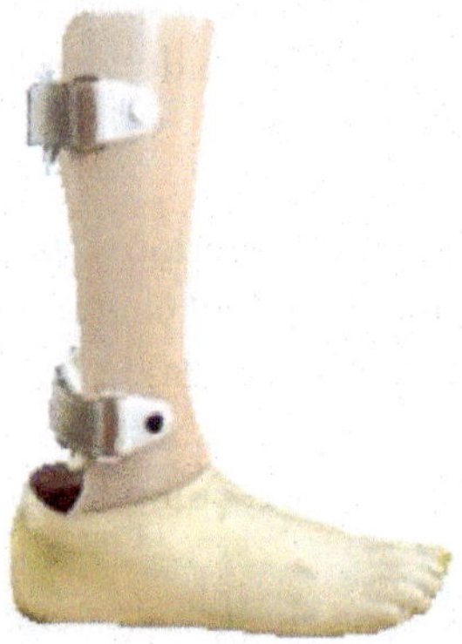

Figura 57. *Prótesis amputación Syme (67).*

Si la amputación se realiza a nivel de los dedos del pie, no se producen muchas alteraciones a nivel de la marcha a no ser que la amputación sea del dedo gordo.

Si la amputación es del dedo gordo, se utilizará una plantilla de fibra de carbono o resina con un fleje metálico en la planta del pie para ayudar al pie en la marcha y un relleno de sustitución del segmento amputado. Para la amputación del resto de los dedos, no se requiere el fleje acerado ya que dichos dedos no intervienen tan activamente en la fase de despegue.

Si la amputación es de Syme se producirá una desarticulación del tobillo, es decir, una disección total del hueso. En este caso, la prótesis a utilizar es una bota con apoyo prepatelar o subrotuliano en encaje rígido.

2) Prótesis de pierna

A este nivel, las amputaciones pueden ser transtibiales o de desarticulación de rodilla.

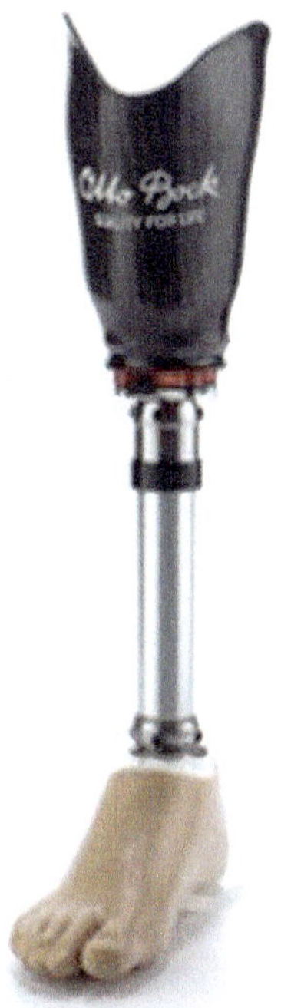

Figura 58. *Prótesis transtibial (68).*

En la amputación transtibial se corta la tibia y el peroné, pero al mantener la articulación de la rodilla el grado de estabilidad del paciente es mejor. Las prótesis tíbiales constarán de un pie protésico, adaptadores o sistemas endoesqueléticos, y elementos de unión con el encaje protésico que es la pieza que une la prótesis al muñón. El encaje debe apretar en las zonas donde la persona puede cargar peso extra, y quedar más desahogado en las zonas sensibles.

En cuanto a la amputación de desarticulación de rodilla, el corte se realiza a nivel de la rodilla, y se mantiene el muslo completo. La diferencia con la prótesis anterior, es que esta prótesis incluye una articulación de rodilla. La rodilla profética suele ser del tipo policéntrico, para que durante la flexión máxima se coloque debajo el encaje evitando que la rodilla sobresalga durante la sedestación.

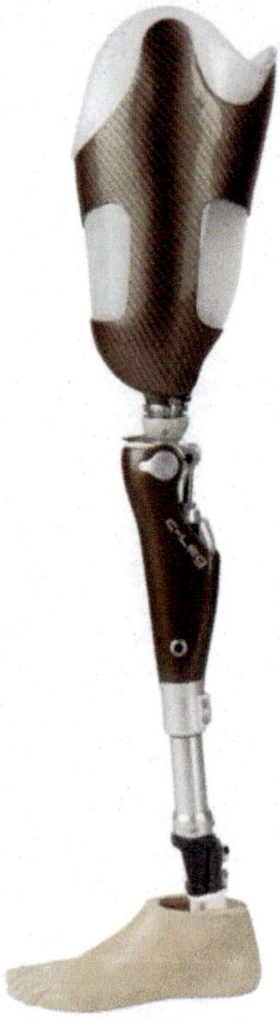

Figura 59. *Prótesis para desarticulación rodilla (69).*

3) Prótesis de muslo

Son las prótesis utilizadas en las amputaciones transfemorales o por encima de la articulación de la rodilla. Estas prótesis también constan de encaje, rodilla, adaptadores y pie. Las rodillas pueden ser mecánicas o electrónicas. Éstas últimas tienen microprocesadores que detectan movimiento y se ajustan automáticamente al instante a cada situación.

4) Prótesis para desarticulación de cadera

Son las prótesis utilizadas en las amputaciones a nivel de la articulación de la cadera. Al no tener muñón, el amputado necesitará de una buena coordinación y fuerza de la musculatura lumbar para impulsar la prótesis. Estas prótesis constan de encaje, articulación de cadera, articulación de rodilla, pie, estructura y adaptadores. La articulación de cadera es siempre monocéntrica y ligera (2).

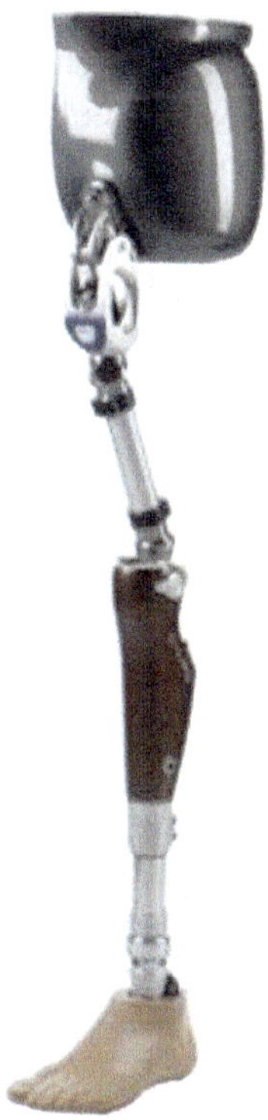

Figura 60. *Prótesis para desarticulación cadera (70).*

8.4. Prótesis de la extremidad superior

Dentro de la extremidad superior, la mano es la unidad anatómica-funcional casi perfecta, ya que puede realizar múltiples funciones, tanto de alta precisión en movimientos finos como de fuerza. Así, las prótesis de la extremidad superior tienen dos funciones, reemplazar la función perdida y obtener una buena apariencia estética, ya que a nivel psicológico, la mano sirve como elemento de comunicación y de sensibilidad.

Las prótesis pueden ser pasivas (estéticas o cosméticas) o activas (pueden realizar actividades gracias a la activación por fuerzas). Dentro de las *prótesis activas* pueden ser:

- *Prótesis de brazo activada por tracción mecánica* (activas de fuerza propia). Es el paciente el que mueve la prótesis a través de la fuerza de sus propia musculatura. Así, el paciente debe ser capaz de realizar algún movimiento. Con sistemas de control para accionar la mano mecánica o garfio, o bien para accionar el codo y la mano mecánica.
- *Prótesis de brazo mioeléctrico* (activas de fuerza ajena). Con sistemas de control mioeléctrico, con unos electrodo en el interior del encaje que transforman la contracción muscular del muñón residual en señal eléctrica capaz de accionar el mecanismo al cual va unido (mano o codo).
- *Prótesis híbrida* (fuerza propia y fuerza ajena). Con sistemas de control mioeléctrico y mecánico. Son sobre todo utilizadas en amputados transhumerales.

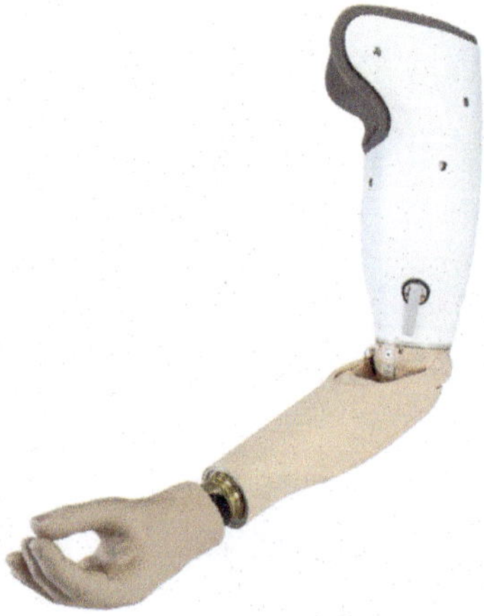

Figura 61. *Prótesis transhumeral DynamicArm (71).*

En cuanto a las amputaciones de mano, las prótesis a utilizar son de tipo mano (activa o pasiva), pinza-gancho, dispositivos especiales (gancho, utensilios domésticos, etc) o bien una mano biónica (con sensores para mover la mano protésica de forma muy parecida a la mano real).

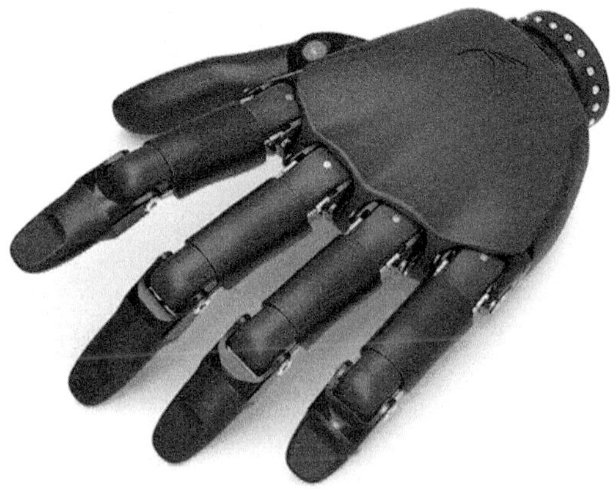

Figura 62. *Mano biónica Vincent Evolution (72).*

Si la amputación es parcial de la mano, puede ser amputación del pulgar (dedo que interviene en la mayoría de las acciones de la mano), o bien de varios dedos pero conservando el pulgar, en tal caso se utiliza un guante con los dedos faltantes, o bien amputación trasmetacarpiana (2).

8.5. Epítesis

La epítesis es la prótesis que sustituye una parte exterior del cuerpo, y que corrige un defecto físico. La anaplastología es una rama de la medicina que estudia la reconstrucción anatómica con prótesis. La anaplastología se utiliza en pacientes que tras varias intervenciones quirúrgicas no han podido ser rehabilitados totalmente. A veces, cuando se dan grandes destrucciones, se requieren múltiples intervenciones, con sus períodos de cicatrización, y pueden pasar años hasta la realización de la epítesis.

La epítesis se utiliza en casos de diferente etiología, como carcinoma, accidente, anomalía congénita u otras. Las partes del cuerpo en las que más se utilizan son oreja, nariz y ojo.

Al fabricar la epítesis hay que ver si el paciente necesita implantes osteointegrados para su anclaje. Posteriormente, tras la toma de medidas e impresiones, se realizará el molde para finalmente en cera o silicona, elaborar la epítesis. Será del mismo tono de la piel para que quede totalmente integrada en el rostro (73).

9. ATENCIÓN AL PACIENTE

9.1. Introducción

La historia clínica es un conjunto de documentos relativos al paciente, con la información necesaria para la correcta atención de los pacientes. La Ley 41/2002 de 14 de noviembre de Autonomía del Paciente y los Derechos y Obligaciones en materia de Información y Documentación Clínica en su artículo 14 define:

La historia clínica comprende el conjunto de los documentos relativos a los procesos asistenciales de cada paciente, con la identificación de los médicos y de los demás profesionales que han intervenido en ellos, con objeto de obtener la máxima integración posible de la documentación clínica de cada paciente, al menos, en el ámbito de cada centro (74).

Se trata de un documento imprescindible en su estructura asistencial y administrativa. Recoge información detallada de los datos clínicos del paciente, proceso evolutivo, tratamiento, recuperación. Está ordenada cronológicamente.

Partes de la historia clínica

1. *Anamnesis:* Información proporcionada por el paciente o cuidador en la entrevista clínica.
2. *Exploración física o evaluación clínica.*
3. *Exploración complementaria:* Pruebas o exámenes complementarios (RX, RMN, TAC, analíticas, etc.).
4. *Diagnóstico:* En función de toda la información obtenida del paciente y de todas las pruebas.
5. *Tratamiento.*

Además, es importante tener en cuenta el tipo de enfermedad, su evolución y otros tratamientos ya aplicados hasta ese momento, alteraciones funcionales que provocó la enfermedad y procesos de la enfermedad que pueden intervenir en el tratamiento (vasculopatías, diabetes, enfermedades neurológicas).

1) Anamnesis

En este apartado debe aparecer la causa de la consulta, los antecedentes personales (edad del paciente, contexto social, aficiones), los antecedentes familiares para conocer la predisposición genética, los antecedentes médicos (trastornos del sistema músculo-esquelético anteriores ya que pueden ser reflejo de lesiones actuales), cirugías previas, traumatismos, enfermedades, etc.

2) Exploración física o evaluación clínica

En la exploración física se deben realizar unas pruebas de fuerza, movilidad articular, tono muscular, sensibilidad, calidad de la piel. En el caso de las extremidades se debe comparar una con la otra y observar al paciente cuando realiza diferentes actividades funcionales.

Habrá que determinar la sintomatología y los signos para buscar una solución al problema del paciente. Los síntomas los refiere el paciente; es la percepción del paciente de su enfermedad. En cambio, los signos son objetivables, ya que se perciben en la exploración física.

Son *síntomas y signos* el dolor, la inestabilidad, la limitación de movimiento, la tumefacción, la deformidad, la debilidad muscular, las alteraciones de la sensibilidad y los trastornos funcionales entre otros.

- El dolor lo sienten los seres vivos que tienen un sistema nervioso. Puede ser crónico (dura más de tres meses) o agudo (dura poco tiempo, menos de dos semanas). O bien puede ser mecánico (en patologías articulares de tipo degenerativo), inflamatorio (con inflamación y aumento del calor y la vascularización local), neuropático (lesión directa sobre el sistema nervioso) o isquémico (enfermedad vascular periférica). Debido a la naturaleza subjetiva del dolor es difícil valorarlo.
- La inestabilidad está caracterizada por una hipermovilidad articular generalizada.
- La limitación del movimiento puede ser debida a procesos degenerativos, deformación de los extremos articulares o engrosamiento de las estructuras capsulares.

- La tumefacción se caracteriza por hinchazón o aumento de volumen y edema. Además, hay que tener en cuenta que puede haber cambios volumétricos en la extremidad a lo largo del día. Y vigilar posibles linfedemas o lipedemas.
- En la deformidad se valorará la alineación estática y la evaluación de la marcha.
- La debilidad muscular es la falta de fuerza física en uno o más músculos, y nos puede indicar posibles deformidades que puedan darse en la extremidad en cuestión.
- Entre las alteraciones de la propiocepción y de la sensibilidad están los hormigueos, las diferencias entre frío y calor, y la disminución del tacto.
- Los trastornos funcionales pueden ser debidos a un defecto anatómico o a una alteración de una estructura.

3) Exploración complementaria

Se trata de diferentes *pruebas complementarias* para ampliar los conocimientos sobre un tipo de patología para que el diagnóstico sea lo más certero posible.

- Rx: Da información de las superficies óseas.
- TAC o tomografía axial computerizada: Da información a través de cortes transversales, obteniendo imágenes de huesos, tejidos blandos y vasos sanguíneos a la vez.
- RMN o resonancia magnética nuclear: Informa de la estructura y composición del cuerpo.
- ECO o ecografía: Se obtiene una imagen gracias a la emisión de ondas ultrasónicas.
- GGO o gammagrafía ósea: Da información sobre el aumento o disminución del recambio metabólico óseo.
- EMG o electromiografía: Da información sobre la actividad eléctrica producida por los músculos.

4) Diagnóstico

Es la identificación de la enfermedad, afección o lesión del paciente. Se obtiene gracias a recopilar toda la información proporcionada por el paciente y los resultado de la exploración física y complementaria.

5) Tratamiento

Se trata de la terapia farmacológica, quirúrgica o física (fisioterapia) cuyo fin es la curación o el alivio de una enfermedad o de unos síntomas.

Ante todo, el paciente siempre debe estar informado del posible resultado del tratamiento: bien curación, rehabilitación, paliación de los síntomas o prevención.

Además habrá que establecer revisiones periódicas para revisar y revaluar la situación, valorando la idoneidad del tratamiento o proponiendo otro (2).

9.2. Necesidad del tratamiento ortopédico

El personal capacitado para la prescripción de elementos ortopédicos, debe conocer las necesidades del individuo ante una lesión, discapacidad o patología, y valorar si es necesario el tratamiento ortopédico, teniendo en cuenta también que parte de su coste puede ser financiado por fondos públicos. Pero el paciente también debe estar implicado en el uso de dichos elementos ortopédicos recomendados.

Gracias a que existe una preocupación por parte de la población en general por el cuidado de su cuerpo, la venta de productos ortopédicos está creciendo exponencialmente. Es muy importante que el facultativo informe al paciente ampliamente, evitando problemas que agraven la lesión o que generen otras (2).

9.3. Prescripción de material ortopédico

Es importante que el médico realice una correcta y completa prescripción del aparato ortopédico para facilitar el trabajo al técnico ortopédico. En dicha prescripción debe indicarse el diagnóstico clínico, las deformidades existentes, la reducción de las deformidades si es posible y los puntos dolorosos, úlceras u otras alteraciones.

Lo ideal es que la prescripción de la ortesis se realizara por un equipo multidisciplinar, siendo el técnico ortopédico el principal asesor. El equipo multidisciplinar estaría formado por el médico, el técnico ortopédico, el fisioterapeuta, el terapeuta ocupacional e incluso el podólogo en caso de necesidad. De esta forma, la evaluación y el seguimiento del paciente será mejor. El paciente conocerá el plan terapéutico global y cada integrante del equipo su función terapéutica.

Pero esta es una situación utópica, ya que con los recortes sanitarios y la escasez de medios, las consultas se hacen ambulatorias y aisladas, con difícil comunicación entre los profesionales sanitarios.

La *prescripción de la ortesis ortopédica* tiene tres partes:

- Evaluación del paciente y según diagnóstico realizar un pronóstico de futuro de la patología a tratar.
- Elaboración de un plan terapéutico con la indicación del tipo de aparato ortopédico a utilizar y las distintas terapias a aplicar (fisioterapia, electroterapia, cirugías, tratamiento del dolor, etc).
- Seguimiento, control y evaluación para valorar el resultado funcional de la ortesis en el paciente.

Los resultados se pueden basar en mejoría de la movilidad del paciente, pero también en la mejoría de la calidad de vida, tanto del paciente como de sus cuidadores.

En una receta tipo de prescripción ortésica, debes aparecer los siguientes *datos:*

1. Datos del paciente: Nombre, apellidos, fecha de nacimiento, edad, peso, talla, etc.
2. Datos del médico: Nombre, apellidos, número de colegiado, hospital o centro de salud.
3. Motivo de la prescripción: Enfermedad común, accidente, malformación congénita, etc.
4. Diagnóstico: En este apartado habrá que explicar clara y concisamente el diagnóstico obtenido tras las diversas exploraciones y pruebas.
5. Prescripción: Con el nombre completo de la ortesis mediante la nomenclatura universal (AFO, DAFO, etc), además del código según el catálogo de material ortoprotésico. Es importante incluir el tipo de material de fabricación (termoplástico, carbono, metal, etc) y si necesita alguna modificación (cinchas, bandas protectoras,…).
6. Revisiones.
7. Firma y sello del médico (2).

10. ORGANIZACIÓN Y GESTIÓN DE SISTEMAS DE GARANTÍA DE CALIDAD

10.1. Introducción

Un *sistema de gestión y organización de la calidad* puede ser definida como una forma de dirigir y controlar una actividad empresarial, en este caso sería una actividad ortopédica. Será: *la aplicación de habilidades, técnicas, herramientas y métodos de gestión para lograr una producción eficiente de manera rentable que sea capaz de competir en el mercado.* Dicha gestión se realiza a todos los niveles, desde el diseño, la fabricación y el seguimiento post venta, siendo responsabilidad de la dirección el garantizar que se cumplan los objetivos y estrategias de calidad (75).

Un sistema de gestión de calidad es una estructura operacional de trabajo, bien documentada y coordinada sobre unos elementos (estrategias, procesos, recursos, estructura organizacional y documentos) para conseguir la calidad de los productos o servicios que se ofrecen, es decir, obtener los resultados deseados por la organización.

La *estructura de un sistema de gestión y organización* tiene diferentes partes:

1. *Estrategias:* Son las políticas y objetivos para obtener la calidad y satisfacción del cliente, dirigidas a los resultados deseados por la organización.
2. *Procesos:* Son las actividades o procedimientos necesarios para la obtención del producto y para hacer el seguimiento y control del mismo, dirigidas al logro de los objetivos planteados.
3. *Recursos:* Pueden ser tanto de personal, como de equipos y/o maquinarias necesarias para la obtención del producto. También lo forma el ambiente de trabajo y el recurso financiero necesario.

4. *Estructura organizacional:* Definir la estructura de responsabilidades, autoridades y comunicación dentro de la organización.
5. *Documentos:* Establecer los procedimientos en documentos, formularios, registros y todo tipo de documentación necesaria para operar eficaz y eficientemente la organización.

La norma específica de gestión de calidad para los fabricantes de dispositivos y productos sanitarios es la ISO 13485. Se basa en la estructura del sistema de gestión de calidad ISO 9001, pero se incluyen especificaciones únicas para productos sanitarios como son la trazabilidad, análisis de riesgos y fabricación estéril (76).

Según la *normativa ISO 9001*, aplicable a cualquier organización independientemente del sector y tamaño de la misma, el sistema de organización y gestión de la calidad se desarrollará de la siguiente forma:

a. Responsabilidad de la dirección.
b. Gestión de los recursos.
c. Realización del producto.
d. Medición de análisis y mejora.

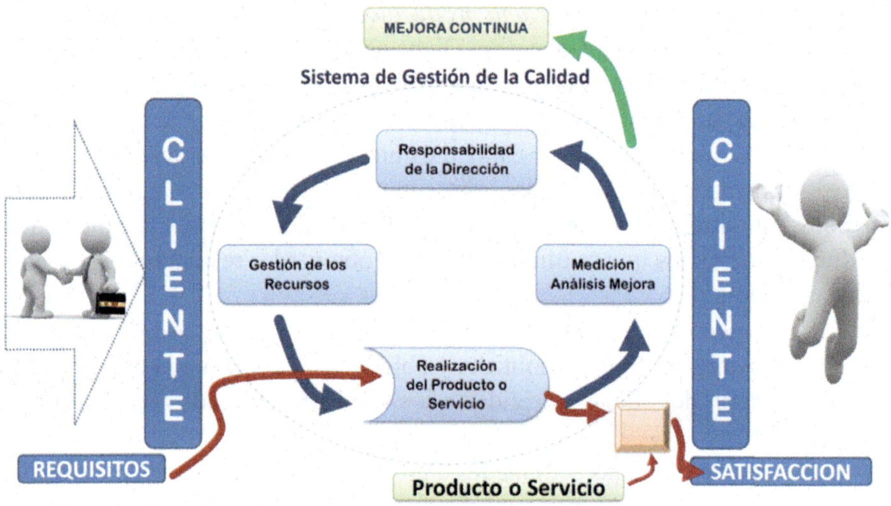

Figura 63. *Esquema de normativa ISO 9001 (77).*

Inicialmente se presenta el centro, que podrá ser un gabinete de ortopedia independiente o dentro de una oficina de farmacia. Además hay que especificar el *tipo de actividad* que se va a realizar:

- Fabricación a medida.
- Fabricación seriada.
- Distribución y comercialización.
- Venta con adaptación.

Se especificará *la ubicación y la distribución:*

- Calle, nº, etc.
- En caso de venta con adaptación, tendrá requisitos de zona de despacho y atención al usuario, sala de consulta, sala de prueba de marcha en caso de necesidad, taller de adaptación, almacén, aseos.

El centro tiene que establecer, documentar, implantar y mantener un sistema de gestión de calidad según los *requisitos* establecidos según la norma de aplicación. Para ello será necesario:

- Identificar los procesos necesarios para el sistema de gestión de calidad.
- Secuencia de procesos.
- Determinar los métodos y criterios para que sean eficaces.
- Corroborar disponibilidad de recursos e información necesaria para la operación y el seguimiento.
- Medición, seguimiento y análisis de los procesos, así como los procesos necesarios para obtener los resultados planificados y la mejor continua.

En cuanto a los *documentos de calidad* normalmente usados en ortopedia son:

- Manual de calidad.
- Manual de procedimientos.
- Procedimientos normalizados de trabajo (p.N.T.) (2).

10.2. Responsabilidad de la dirección

La implantación de un sistema de gestión de calidad es imposible sin el apoyo total e implicación de la dirección. Es la dirección quien debe garantizar el establecimiento de la política y los objetivos de la calidad para el centro de ortopedia, así como asegurar la disponibilidad de los recursos necesarios y garantizar la comunicación a todo el personal, y todo ello con el fin de satisfacer los requisitos del cliente.

Es fundamental que la idea de calidad esté presente en todas las actividades y decisiones de todo el personal, y por descontado, de la dirección, pero a su vez, cada persona es responsable de la calidad de su propio trabajo.

Si se quiere que un sistema de organización y gestión de calidad sea eficaz, se debe definir bien la organización otorgando responsabilidad y autoridad a cada uno de los miembros para la realización de las diferentes actividades.

Las *responsabilidades de la dirección* son:

1. Garantizar que se revise periódicamente el sistema de gestión de calidad.
2. Supervisar directamente las actividades de fabricación.
3. Comprobar que los productos fabricados cumplen los requisitos exigidos.
4. Poseer las autorizaciones, declaraciones, informes, etc. correspondientes.
5. Adecuar el etiquetado e instrucciones de uso, e incluir datos o frases de advertencia necesarios para la distribución en España.
6. Crear un sistema de archivo documental de todos los productos fabricados o comercializados.
7. Revisar y evaluar incidencias de los productos fabricados para el sistema de vigilancia y comunicarlas a las autoridades sanitarias, y en caso de necesidad retirar el producto del mercado.
8. Permitir a las autoridades sanitarias revisar la documentación para que se cercioren de que los productos se fabrican conforme a lo establecido por la ley.
9. Preparar y supervisar los documentos necesarios para la comercialización de los productos de clase IIb y III.
10. Preparar y supervisar los documentos necesarios para la comercialización de productos a medida, según el artículo 14 del Real Decreto 414/96 de productos sanitarios.
11. Preparar la solicitud de autorización sanitaria.
12. Supervisar la publicidad y las promociones de los productos (2).

10.3. Gestión de recursos

La dirección debe determinar y proporcionar los recursos necesarios para implantar los procesos del sistema de gestión de calidad y lograr la satisfacción del cliente.

Será el director y los encargados de las diferentes áreas los que determinan los requerimientos necesarios para cada puesto de trabajo, y por lo tanto, para cada persona de la empresa. Así se forman los recursos humanos (RRHH). También son los encargados de evaluar la efectividad del personal.

Asimismo, la dirección también es la encargada de desarrollar un plan de formación para que el personal esté formado óptimamente dentro de una política de calidad máxima.

En cuanto a los recursos de infraestructuras, también será la dirección del centro la que los defina. Este apartado abarca tanto los espacios de trabajo como los equipos para los procesos, con el fin de obtener la conformidad del servicio prestado. Dicha *infraestructura* deberá estar definida en:

- Proyecto básico de ejecución del centro.
- Procedimiento para el mantenimiento y control de instalaciones y equipos.
- Procedimiento de prestación de servicios:
  - Procedimiento para realización de visitas.
  - Procedimiento para taller.
- Protocolos de ortopedia.
- Instrucciones de trabajo (2).

10.4. Realización del producto

Este apartado tiene diferentes *áreas:*

1) Planificación de los procesos de realización

La dirección del gabinete de ortopedia planificará los *pasos* a realizar para la obtención del servicio demandado, definiendo:

- Los objetivos de calidad y los requisitos necesarios para la obtención del producto.
- Los procesos y documentos necesarios, y los recursos necesarios para su realización.
- La verificación y validación.

2) Procesos relacionados con los clientes

- *Determinación de los requisitos de los clientes:* Puede ser bien comercializando productos en serie (marcado CE) o bien comercializando y fabricando productos a medida (sin CE y bajo prescripción médica).

Para ello el gabinete *contará*, como ya se ha comentado, con:
– Zona de despacho y atención al usuario.
– Zona de consulta.
– Zona de prueba de marcha si procede.
– Taller de adaptación.
– Almacén.
– Aseos adaptados.
– Locales en condiciones higiénicas.

- *Revisión de los requisitos del servicio:* El gabinete de ortopedia debe garantizar el cumplimiento de los procedimientos (visitas, taller, historia clínica, etc) que se revisan los requisitos relacionados con el paciente-cliente para garantizar la correcta atención. Y todos los documentos elaborados del paciente quedarán archivados dentro de la historia clínica del mismo.
- *Comunicación con los clientes y servicios:* El director del gabinete debe garantizar la comunicación en todos los sentidos, dentro del equipo de trabajo (mediante reuniones de trabajo, comunicados, email, tablones, etc) y, por supuesto, mantener informado al paciente (mediante visitas facultativas, emisión de informes, email).

3) Diseño y/o desarrollo

- *Planificación del diseño y desarrollo:* A la hora de planificar el diseño del producto, es importante determinar los elementos de entrada. Si no se determinaran, faltaría calidad. Para realizar la actividad se contará con los medios más idóneos y el personal con la capacidad y formación correcta. Todo ello con la transmisión de la información y la documentación entre ellos.
  Los *requisitos para la planificación* son:
  – Determinar las etapas con sus tiempos de realización para la obtención del diseño.
  – Determinar los controles en cada etapa (como son verificación, revisión o validación).
  – Determinar las responsabilidades relacionadas con dichas actividades (quién hace qué).
- *Elementos de entrada para el diseño y desarrollo:* El demandante del diseño (que puede ser el paciente, el centro u otra entidad) expresa lo que quiere y detalla las necesidades funcionales, características físicas,

etc. que el producto debe cumplir. Y el gabinete registrará lo más detalladamente posible dichos requerimientos para facilitar su fabricación, mantenimiento y venta.

- *Resultado del diseño y desarrollo:* Para la obtención del producto se formará un equipo de diseño que estará formado por el personal adecuado y dirigido por un responsable de proyecto, quien coordinará los trabajos entre los colaboradores. Dicho responsable velará por el cumplimiento de los requisitos del producto y las prescripciones reglamentarias.
  Una vez finalizado el trabajo, todo debe quedar registrado, tanto especificaciones técnicas como las características del servicio.
- *Controles de calidad del diseño y desarrollo:* Los controles del producto acabado son:
  - *Revisión:* Se revisarán los resultados y el cumplimiento de los requisitos de entrada, identificando problemas y en caso de necesidad, dar solución. Dejando todo registrado.
  - *Verificación:* Se busca la coherencia entre los datos de iniciales y los finales, comparando con otros diseños o pruebas.
  - *Validación:* Se comprueba que el producto obtenido cumple con los requisitos del paciente, siendo su uso o aplicación para el que ha sido elaborado. No obstante, no todos los productos ortopédicos pueden ser probados materialmente o no antes de ser entregados al paciente. En ese caso, la validación se registrará de conformidad con el paciente.
- *Modificaciones del diseño:* Todo cambio o modificación del diseño original se registrará igualmente, indicando la corrección realizada incluyendo los controles de calidad que correspondan.

4) Compras

- *Proceso de compra:* El gabinete debe hacer un control de las compras para asegurar que el producto final cumple con los requisitos determinados. El responsable de compras deberá buscar los proveedores que cumplan dichos requisitos. Tanto la evaluación como el seguimiento posterior serán registrados.
- *Información sobre las compras y contrataciones:* Todos los documentos de compra y contratación deben cumplir los requisitos definidos inicialmente y cumpliendo los requerimientos del sistema de gestión de calidad. Dichos documentos serán revisados antes de su validación.

- *Verificación de los productos comprados:* El gabinete definirá las acciones necesarias para verificar la conformidad del producto comprado. Incluso se puede documentar la verificación del proveedor, en caso de necesidad.

5) Operaciones para el servicio

- Control de operaciones.
- Validación de los procesos: Mediante inspecciones de los mismos. Todo ello se debe realizar antes de la entrega del producto para evitar posible deficiencias.
- Identificación y trazabilidad: Se realiza haciendo un seguimiento de la historia desde el origen de los materiales hasta la historia de toda la elaboración. Así, en caso de necesidad, el gabinete identificará los productos en las diferentes partes del proceso, cumpliendo siempre los requisitos especificados.
- Propiedad del usuario: El gabinete siempre deberá cuidar y proteger los bienes del paciente, que ha suministrado con el fin de amoldarlos al producto final u otros fines. Si se pierden o deterioran, el gabinete tiene la obligación de informar de ello al paciente. La propiedad del paciente también incluye la propiedad intelectual y los datos personales.
- Preservación del producto: El gabinete siempre velará por el producto mientras permanezca en sus instalaciones antes de ser entregado al paciente. Resolviendo los posibles problemas en el control de calidad post fabricación. Además, deberá cumplir los plazos acordados.

6) Control de los equipos de seguimiento y medición

El gabinete es el encargado de valorar las medidas a tomar y los equipos necesarios a tal efecto, para la elaboración del producto con los requisitos especificados. Se deberá elaborar un plan de calibración dentro del mantenimiento de los equipos. Para ello los *equipos* deben:

- Calibrarse con la periodicidad adecuada.
- Conservarse en condiciones idóneas de almacenamiento, sin polvo ni humedad.
- Protegerse durante su manipulación.
- Registrar todos los datos de la calibración.

7) Procedimientos complementarios

Se debe documentar todos los *procedimientos complementarios:*

- Mantenimiento y control de instalaciones y equipos.
- Procedimiento de control y gestión de almacenes.
- Gestión de compras.
- Gestión de la historia clínica.
- Control de suministradores.
- Procedimiento de taller.
- Procedimiento de visitas.
- Procedimiento de entregas, etc. (2).

10.5. Medición del análisis y mejora

a) Planificación

El gabinete debe organizar e implantar las labores de seguimiento y medición para obtener la conformidad con los requisitos y la consecución de la mejora, siendo en algunos casos, necesario aplicar técnicas estadísticas.

b) Seguimiento y medición

- *Satisfacción del paciente.* El gabinete debe elaborar un programa para verificar y determinar el grado de satisfacción o insatisfacción de los pacientes o cuidadores. Será a través de consultas, cuestionarios, etc.
- *Auditoría interna.* El gabinete deberá realizar periódicamente auditorías internas para revisar el grado de cumplimiento y de implantación del sistema de calidad y mejora continua de los procesos, todo ello basado en la norma correspondiente.
- *Seguimiento y medición de los procesos.* El gabinete debe asegurar que los procedimientos son los correctos para obtener los requisitos planificados mediante el seguimiento y control. Y si así no fuera, tomar las medidas pertinentes para corregirlo y garantizar la conformidad de los productos.
- *Seguimiento y medición del producto.* El gabinete realizará los medidas determinadas y el seguimiento de las características del producto para verificar los requisitos establecidos inicialmente, a través de los indicadores de calidad. No se puede realizar la entrega de un producto hasta que no se hayan verificado todo.

c) Control de las no conformidades

El control y el tratamiento de las no conformidades de los productos, bien detectados por el gabinete o bien por reclamación de los pacientes, deberá ser identificado como *no conforme* y retirarse para evitar su uso o entrega. Todo ello deberá quedar reflejado en los documentos correspondientes.

d) Análisis de datos

El gabinete con el fin de conseguir un sistema de calidad óptimo, realizará un seguimiento y medición de todos los procesos y productos, analizando todos los datos para la mejora final del producto.

Esto dará *información* sobre:

- Grado de satisfacción o insatisfacción de los pacientes.
- Conformidad con los requisitos establecidos.
- Características del proceso, producto y sus tendencias.
- Posibilidad de mejorar el suministro por parte de los proveedores.

e) Mejora

- *Mejora continua.* El gabinete deberá realizar la mejora continua del sistema de gestión de calidad planificadamente, gracias a una política y objetivos de calidad, a través del análisis de datos, las auditorías o acciones correctivas y preventivas.
- *Acciones correctivas.* El gabinete deberá hacer acción correctivas siempre que se detecten no conformidades o reclamaciones por parte del paciente, para evitar que se repitan, eliminando las causas del origen. Todo ello también deberá quedar reflejado en el documento correspondiente.
- *Acciones preventivas.* Esto se refiere a prevenir las posibles reclamaciones evitando elaborar productos no conformes y evitar su repetición.

f) Procedimientos complementarios

- Mejora continua.
- Reclamciones y medidas de satisfacción.
- Gestión de acción corretiva.
- Gestión de acción preventiva.
- Control y tratamiento de los servicios no conformes y anomalías proveedores.
- Realización auditorías internas.

- Procedimiento de taller.
- Procedimiento de visitas (2).

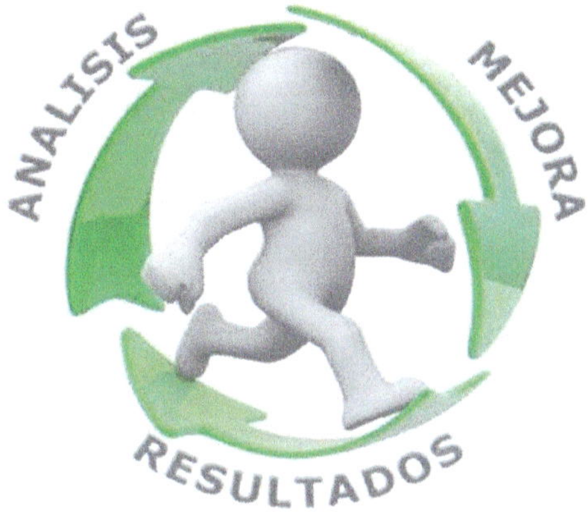

Figura 64. *Análisis, mejora, resultados (78).*

11. LEGISLACIÓN

11.1. Normativa

La normativa en cuanto a la apertura de un gabinete ortopédico varía de una comunidad autónoma a otra. Por ejemplo, concretamente en el País Vasco, es la Orden del 7 de octubre de 2008, del Consejero de Sanidad, de modificación de la Orden reguladora de las autorizaciones de creación, de realización de modificaciones y de funcionamiento de los Gabinetes Ortopédicos u Ortopedias. Dicha Orden modifica el artículo 4 de la Orden de 17 de marzo de 1998, quedando así:

Requisitos de personal: Los Gabinetes Ortopédicos u Ortopedias deberán contar con una persona que se encuentre en posesión del título de Técnico Ortopédico, Técnico Superior en Ortoprotésica u otro homologado a éstas por el organismo competente o de una de las titulaciones requeridas para ser la o el responsable técnico de la fabricación de productos de ortopedia a medida complementadas con la formación específica a que se refiere el Real Decreto 437/2002, de 10 de mayo. A falta de titulación, esta persona deberá poseer la experiencia exigida por el apartado 2 de la disposición adicional décima del Real Decreto 414/1996, de 1 de marzo, por el que se regulan los productos sanitarios, y acreditada de conformidad con lo establecido en la disposición transitoria segunda del Real Decreto 2727/1998, de 18 de diciembre, por el que se modifica el anterior (79).

En cuanto a la normativa referente a los productos sanitarios, es el Real Decreto 1591/2009, de 16 de octubre, por el que se regulan los productos sanitarios, que modifica el Real Decreto 414/1996, de 1 de marzo, que ha constituido el marco reglamentario español para la fabricación, importación, certificación, puesta en el mercado, puesta en servicio, distribución, publicidad y utilización de los productos sanitarios (79).

Además, otro forma de poder obtener la licencia para la apertura de una Ortopedia, es realizando la actividad dentro de una Oficina de Farmacia. Su regulación, por ejemplo en el País Vasco, se hace gracias al Decreto 165/2002, de 2 de julio, por el que se regulan las secciones de análisis clínicos, de ortopedia y de óptica en las oficinas de farmacia. Definiendo la sección en Oficina de Farmacia como el conjunto de medios materiales y humanos de la misma que se dediquen a las funciones y actividades propias de los Laboratorios de Análisis Clínicos, de los Gabinetes Ortopédicos o de las Ópticas, según vienen definidas en la normativa correspondiente por la que se regulan dichos centros, servicios y establecimientos sanitarios (80).

11.2. Federaciones

En España hay dos grandes *Federaciones:*

1) FEDOP

Federación Española de Ortesistas Protesistas, constituida por profesionales y empresarios de la ortopedia. Lleva trabajando desde los años sesenta, representando a todos los profesionales de la Ortopedia.

La forman 16 *asociaciones:*

- AEDOP: Asociación de Euskadi de Ortesistas Protesistas.
- AEOPCV: Asociación Empresarial de Ortesistas y Protesistas de la Comunidad Valenciana.
- AEOPMCLM: Asociación Empresarial de Ortesistas y Protesistas de Madrid - Castilla-La Mancha.
- ANDOP: Asociación Navarra de Ortesistas y Protesistas.
- AOA: Asociación de Ortopédicos de Aragón.
- AOB: Asociación de Ortopédicos de Baleares.
- AOCAT: Asociación de Ortopédicos de Cataluña.
- AOCYL: Asociación de Ortopédicos de Castilla y León.
- AOIC: Asociación de Ortopédicos de las Islas Canarias.
- AOPC: Asociación de Ortesistas Protesistas de Cantabria.
- AOPPA: Asociación de Ortopédicos del Principado de Asturias.
- AOPREM: Asociación de Ortesistas y Protesistas de la Región de Murcia.

- ASOAN: Asociación de Empresas de Ortopedia Técnica de Andalucía.
- ASOEX: Asociación de Ortopédicos de Extremadura.
- ATOG: Asociación de Técnicos Ortopédicos de Galicia.
- AFDO: Asociación de Fabricantes y Distribuidores de Ortopedia.

2) FETOR

Federación Española de Técnicos Ortopédicos, que trabaja desde 1984 para mejorar todo lo que afecte a los técnicos ortopédicos (2).

BIBLIOGRAFÍA

1. Coste R. *N1. Historia de la Ortopedia.* Slideshare. 2015 (Consultado 27 diciembre 2021). Disponible en: http://www.es.slideshare.net
2. Acosta A. *Experto universitario en ortopedia para farmacéuticos.* 11a. ed. Logroño. UNIR. 2015.
3. Bado, J.L. *Historia de la ortopedia.* Libro homenaje al profesor Doctor Julio C. García Otero. Montevideo. 1965: 92-102.
4. *Anatomía.* MedlinePlus. Revisado 1 Marzo 2021 (Consultado 6 Enero 2022). Disponible en: https://medlineplus.gov/spanish/anatomy.html
5. Mendoza Cortes, S.N. *Posición Anatómica.* Medicina Nicte. Consultado 7 Enero 2022). Disponible en: https://sites.google.com/site/medicinanicte/autores
6. Martínez Larrarte J.P. *Reumatología.* Infomed Especialidades. (Consultado 17 diciembre 2021). Disponible en: http://www.sld.cu/sitios/reumatologia/temas.php?idv=24070
7. *Tipos de articulaciones del cuerpo humano.* Diferenciando. (Consultado 18 diciembre 2021). Disponible en: https://diferenciando.com/tipos-de-articulaciones/
8. *Sistema muscular.* EcuRed. (Consultado 18 diciembre 2021). Disponible en: https://www.ecured.cu/Sistema_muscular
9. Clemente J. *Huesos del pie.* Flickr. (Consultado 18 diciembre 2021). Disponible en: https://www.flickr.com/photos/71742660@N04/
10. Junquera I. *Anatomía de los músculos del pie. Conoce sus orígenes, funciones y biomecánica, puntos gatillo y patrones de dolor.* Fisioonline.

2014 (Revisado 2020). (Consultado 19 diciembre 2021). Disponible en: https://www.fisioterapia-online.com/videos/anatomia-de-los-musculos-del-pie-conoce-sus-origenes-funciones-y-biomecanica-puntos-gatillo-y

11. Podoactiva. *Tipos de pies. ¿Sabes cuál es el tuyo y qué dice sobre ti?*. 2018. (Consultado 19 diciembre 2021). Disponible en: https://www.podoactiva.com/es/blog/tipos-de-pies-sabes-cual-es-el-tuyo-y-que-dice-sobre-ti
12. Martínez Contreras E. *Los pies planos se producen por un debilitamiento de los ligamentos.* El Cuerpo Humano. 2011. (Consultado 20 diciembre 2021). Disponible en: http://anatomia-cuerpo-humano.blogspot.com/2011/12/los-pies-planos-se-producen-por-un.html
13. *Dolor en el soleo en las carreras.* Todossport. 2015. (Consultado 20 diciembre 2021). Disponible en: https://todossport.wordpress.com/2015/02/09/dolor-en-el-soleo-en-las-carreras/
14. Barriga M. *Huesos de las extremidades inferiores.* GoConqr. 2019. (Consultado 21 diciembre 2021). Disponible en: https://www.goconqr.com/mindmap/16718221/huesos-de-las-extremidades-inferiores
15. *Lesiones de ligamento de la rodilla.* Stanford Children's Health. (Consultado 21 diciembre 2021). Disponible en: https://www.stanfordchildrens.org/es/topic/default?id=ligamentinjuriestotheknee-85-P04023
16. *¿Conoces la importancia del ángulo Q de la rodilla?*. Bulevip. 2015. (Consultado 3 enero 2022). Disponible en: https://bulevip.com/blog/conoces-la-importancia-del-angulo-q-de-la-rodilla/
17. Dr Abat F., Dr Campos. *Lesiones musculares en las piernas: todo lo que debes saber.* (Consultado 27 Mayo 21). Disponible en: https://www.ferranabat.com/lesiones-musculares-en-las-piernas-todo-lo-que-debes-saber/
18. Lambán Azcona A. *Osteopatía de pubis o pubalgia.* Ortoweb. 2018. (Consultado 27 diciembre 2021). Disponible en: https://www.ortoweb.com/blogortopedia/osteopatia-de-pubis-o-pubalgia/
19. *Genu Valgo y Genu Varo: causas, diagnóstico y tratamiento.* Ergodinámica. 2021. (Consultado 4 enero 2021). Disponible en: https://www.ergodinamica.com/blog/genu-valgo-y-genu-varo-causas-diagnostico-y-tratamiento/

20. *Biomecánica y análisis de la marcha.* Clínica podológica Hermes. (Consultado 4 enero 2022). Disponible en: https://www.clinicapodologicahermes.com/biomecanica/
21. *Anatomía del sistema músculo-esquelético.* (Consultado 27 diciembre 2021). Disponible en: https://sites.google.com/site/anatomiadelsistemaesqueletico/anatomia-del-sistema-esqueletico/esqueleto-apendicular
22. *Húmero. Los Húmero Uno.* (Consultado 31 diciembre 2021). Disponible en: https://loshumerouno.wordpress.com/anatomia/miembros-superiores/humero/
23. *Ángels. Cómo se llaman los huesos del brazo.* unCOMO. 2017. (Consultado 28 diciembre 2021). Disponible en: https://uncomo.mundodeportivo.com/educacion/articulo/como-se-llaman-los-huesos-del-brazo-21663.html
24. *Músculos del brazo: ¿Qué son? Anatomía, función, dolor, partes y mucho más.* Tu cuerpo humano. 2019. (Consultado 31 diciembre 2021). Disponible en: https://tucuerpohumano.com/c-sistema-muscular/musculos-del-brazo/
25. Dr Vilchez Cavazos. *Enfermedad de Kienböck.* (Consultado 31 diciembre 2021). Disponible en: https://drvilchez.mx/blog/15-traumatologia-deportiva/104-enfermedad-de-kienbock
26. Dr López J. *Región de la mano (huesos y músculos).* Slideshare. 2012. (Consultado 1 enero 2022). Disponible en: https://es.slideshare.net/MellCorsoMarcano/region-de-la-mano-huesos-y-musculos
27. Rodríguez E.M. *Partes de la vértebra dorsal.* CIM Grupo de formación. 2020. (Consultado 1 enero 2022). Disponible en: https://www.cimformacion.com/blog/salud-y-bienestar/la-vertebra-dorsal-lo-que-el-osteopata-debe-saber/
28. Corcoles A. *Región sacra.* My Anatomia Blog. 2016. (Consultado 1 enero 2022). Disponible en: https://myanatomiablog.wordpress.com/2016/10/30/region-sacra/
29. Kata Sanmen H. *Golpe al apófisis xifoides.* Karate y algo más. 2014. (Consultado 1 enero 2022). Disponible en: https://karateyalgomas.com/2014/08/04/golpe-al-apofisis-xifoides/
30. Organización Mundial de la Salud. 2006. (Consultado 10 diciembre 2021). Disponible en: http://www.who.int/governance/eb/who_constitution_sp.pdf.

31. Watson J. C. *Introducción al dolor.* Manual Merck. 2020. (Consultado 14 diciembre 2021). Disponible en: https://www.merckmanuals.com/es-us/hogar/enfermedades-cerebrales,-medulares-y-nerviosas/dolor/introducción-al-dolor
32. *Contusiones, heridas, fracturas y luxaciones.* SlideToDoc. (Consultado 21 diciembre 2021). Disponible en: https://slidetodoc.com/contusiones-heridas-fracturas-y-luxaciones-tema-3-parte/
33. Campagne D. *Introducción a las dislocaciones (luxaciones).* Manual Merck. 2021. (Consultado 16 diciembre 2021). Disponible en: https://www.msdmanuals.com/es-es/hogar/traumatismos-y-envenenamientos/luxaciones/introducción-a-las-dislocaciones-luxaciones
34. Rea de Pediatría Hospital Español de La Plata. *Luxación del codo.* Mi pediatra blogspot. 2015. (Consultado 21 diciembre 2021). Disponible en: https://mi-pediatra.blogspot.com/2015/06/luxacion-de-codo.html
35. Campagne D. *Introducción a las fracturas.* Manual Merck. 2019. (Consultado 16 diciembre 2021). Disponible en: https://www.msdmanuals.com/es-es/hogar/traumatismos-y-envenenamientos/fracturas/introducción-a-las-fracturas
36. Dr Santana. *Tipos de fracturas óseas.* Clínica de la Columna. (Consultado 21 diciembre 2021). Disponible en: https://www.clinicadelacolumna.org/index.php/multimedia/articulos/item/26-tipos-de-fracturas
37. *Sistema Circulatorio.* Blog de Biología. (Consultado 22 diciembre 2021). Disponible en: https://www.blogdebiologia.com/sistema-circulatorio.html
38. Dr Rodríguez López L. A. *Pulsos arteriales y venosos.* (Consultado 23 diciembre 2021). Disponible en: https://instituciones.sld.cu/espcardiovc/pulsos-arteriales-y-venosos/
39. *Microcirculación.* Wikipedia. 2021. (Consultado 27 diciembre 2021). Disponible en: https://es.wikipedia.org/wiki/Microcirculación
40. Douketis J.D. *Introducción al sistema linfático.* Manual MSD. 2020. (Consultado 4 enero 2022). Disponible en: https://www.msdmanuals.com/es/hogar/trastornos-del-corazón-y-los-vasos-sangu%C3%ADneos/trastornos-del-sistema-linfático/introducción-al-sistema-linfático
41. Synthesia Technology. *Poliuretano en ortopedia: mejor confort térmico y biocompatibilidad.* 2021. (Consultado 5 enero 2022). Disponible en: https://www.blog.synthesia.com/es/poliuretano-en-ortopedia-mejor-confort-termico-y-biocompatibilidad

42. Josma maquinaria. *Catálogo ortopedia y podología.* (Consultado 6 enero 2022). Disponible en: https://www.josma.es/catalogo/ortopedia/
43. Escobar A. *De Prim a Forta: los tótems de la industria de la ortopedia en España.* Diario económico del negocio de la salud. 2017. (Consultado 8 enero 2022). Disponible en: https://www.plantadoce.com/empresa/de-prim-a-forta-los-totems-de-la-industria-de-la-ortopedia-en-espana.html
44. *UNE-EN ISO 9999: 2017 Productos de apoyo para personas con discapacidad. Clasificación y terminología.* Accessibilitas. (Consultado 3 enero 2022). Disponible en: https://accessibilitas.es/2019/12/une-en-iso-99992017-productos-de-apoyo-para-personas-con-discapacidad-clasificacion-y-terminologia/
45. *Rollator de aluminio ROLER.* Ayudas Dinámicas. (Consultado 3 enero 2022). Disponible en: https://www.ayudasdinamicas.com/rolator-de-aluminio-roler/
46. *¿Qué hacen las Plantillas Ortopédicas?.* Mediprax. (Consultado 17 diciembre 2021). Disponible en: https://mediprax.mx/que-hacen-las-plantillas-ortopedicas/
47. *Zapato niño ortopédico horma recta.* Ortopedia Mimas. (Consultado 17 diciembre 2021). Disponible en: https://www.ortopediamimas.com/ortopedia-infantil/calzado-infantil/3942-zapato-nino-ortopedico-nino-h-recta.html
48. *Ortesis AFO.* PRIM. (Consultado 18 diciembre 2021). Disponible en: https://www.primclinicasortopedicas.es/producto/ortesis-afo-antie quino/
49. *Uso de Rodilleras en Deportes.* BioLaster. (Consultado 18 diciembre 2021). Disponible en: https://www.biolaster.com/news/1568018366/
50. *Férulas KAFO.* Programa Nacional de Discapacidad. (Consultado 19 diciembre 2021). Disponible en: https://pronadis.mides.gub.uy/75618/ferulas-kafo
51. *Ortesis HKAFO - Fibra de Carbono.* Ortopedia MSM. (Consultado 19 diciembre 2021). Disponible en: https://www.ortopediamsm.com.ar/product-page/ortesis-hkafo-fibra-de-carbono
52. *Ortesis HKAFO.* EFMO. (Consultado 19 diciembre 2021). Disponible en: https://efmo.com/hkafo

53. *Cabestrillo transpirable.* ORLIMAN. (Consultado 19 diciembre 2021). Disponible en: https://www.orliman.com/producto/cabestrillo-transpirable/
54. *Inmovilizador clavícula Orliman IC-30.* Ortopedia MORÉ. (Consultado 19 diciembre 2021). Disponible en: https://ortopediamore.com/lesiones-hombro/2275-inmovilizador-clavicula-orliman-ic-30.html
55. Maicas Pérez L. *Coderas para epicondilitis (codo de tenista).* Ortoweb. 2015. (Consultado 20 diciembre 2021). Disponible en: https://www.ortoweb.com/blogortopedia/coderas-para-epicondilitis-codo-de-tenista/
56. *Orliman MF-D50/MF-150 Muñequera con férula elástica abierta corta para rehabilitación.* Visionfarma. (Consultado 20 diciembre 2021). Disponible en: https://www.visionfarma.es/277-603-muneque-ra-con-ferula-para-rehabilitacion-elastica-abierta-corta.html
57. *Férula inmovilizada de mano en posición funcional y oposición del pulgar.* ORLIMAN. (Consultado 20 diciembre 2021). Disponible en: https://www.orliman.com/producto/ferula-inmovilizadora-de-mano-en-posicion-funcional-y-oposicion-del-pulgar/
58. Gorgues J. *Ortesis para los dedos de la mano.* Elsevier. 2009. (Consultado 21 diciembre 2021). Disponible en: https://www.elsevier.es/es-revista-offarm-4-articulo-ortesis-dedos-mano-13132753
59. *Férula inmovilizadora de mano antiespástica.* ORLIMAN. (Consultado 21 diciembre 2021). Disponible en: https://www.orliman.com/producto/ferula-inmovilizadora-de-mano-antiespastica/
60. *Férula de Oppenheimer sencilla para flexión dorsal de muñeca.* Ortopedia Almirall. (Consultado 21 diciembre 2021). Disponible en: https://www.ortopedia-almirall.com/producto/ferula-de-oppenheimer-sencilla-para-flexion-dorsal-de-muneca/
61. *Férula flexora de dedo C1.* Tu tienda Ortopedia. (Consultado 21 diciembre 2021). Disponible en: https://tutiendaortopedia.com/producto/ferula-flexora-de-dedo-c1/
62. *Collarín blando.* ORLIMAN. (Consultado 21 diciembre 2021). Disponible en: https://www.orliman.com/producto/collarin-cervical-blando/
63. *Corsé Jewett o marco de hiperextensión.* Ortoweb. 2018. (Consultado 21 diciembre 2021). Disponible en: https://www.ortoweb.com/blogortopedia/corse-jewett-o-marco-de-hiperextension/

64. *Corsé de Milwaukee.* Ortopedia 41. 2018. (Consultado 21 diciembre 2021). Disponible en: https://www.ortopedia41.com/corse-de-milwau kee/
65. *Ortesis craneal Helios.* Ortopedia Médica Riojana. (Consultado 21 diciembre 2021). Disponible en: https://ortopediamedicariojana.com/producto/ortesis-craneal-helios/
66. *Amputación.* UC San Diego Health. 2019. (Consultado 2 diciembre 2021). Disponible en: https://myhealth.ucsd.edu/Spanish/TestsProcedures/92,P09333
67. *Prótesis amputación Syme.* Ortopedia Online Tarancon. (Consultado 2 enero 2022). Disponible en: https://www.ortopediaonlinetarancon.com/producto/protesis-amputacion-syme/
68. *Prótesis ortopédicas para miembro inferior por debajo de la rodilla.* Catálogo de la Salud. (Consultado 3 enero 2022). Disponible en: https://www.catalogodelasalud.com/ficha-producto/Protesis-ortopedicas-para-miembro-inferior-por-debajo-de-la-rodilla+125469
69. *Prótesis para desarticulación rodilla.* Ortopedia García Férriz. (Consultado 3 enero 2022). Disponible en: https://www.ortopediagarciaferriz.com/es/product/6726234-protesis-para-desarticulacion-rodilla
70. *Cadera 7E9 Otto Bock.* Ortopedia Técnica López. (Consultado 3 enero 2022). Disponible en: https://www.ortopedialopez.com/tienda/caderas/cadera-7e9-otto-bock/
71. *Prótesis transhumeral DynamicArm.* Ottobock. (Consultado 3 enero 2022). Disponible en: https://www.ottobock.es/protesica/miembro-superior/sistemas-de-brazo-y-mano/sistema-por-encima-del-codo-dynamicarm/
72. *Vicent Evolution.* Ortosur. (Consultado 3 enero 2022). Disponible en: https://www.ortosur.es/catalogo-de-productos/protesis/miembro-superior/mano-mioelectrica/vincent-evolution/
73. *Anaplastología.* Epitesis.es. (Consultado 5 enero 2022). Disponible en: http://www.epitesis.es
74. Igaleno. *Qué es una historia clínica y qué datos debe incluir.* 2021. (Consultado 5 enero 2022). Disponible en: https://www.igaleno.com/blog/que-es-historia-clinica/
75. Vallez M. *Garantía de calidad frente a gestión de la calidad.* Las normas ISO. 2021. (Consultado 16 diciembre 2021). Disponible en:

https://www.lasnormasiso.com/garantia-de-calidad-frente-a-gestion-de-la-calidad/

76. Qualliance. *ISO 13485: Sistemas de Gestión de Calidad para Productos Sanitarios.* (Consultado 16 diciembre 2021). Disponible en: https://qualliance.es/l-implantacion-iso-13485/?gclid=EAIaIQobChMItILqsOWc9AIVk49oCR02bwSdEAAYASAAEgKlEvD_BwE
77. *ISO 9001 Sistemas de gestión de calidad.* Normas ISO. (Consultado 17 diciembre 2021). Disponible en: https://www.normas-iso.com/iso-9001/
78. *Ciclo de mejora continua.* Gesiso. (Consultado 19 diciembre 2021). Disponible en: https://gesiso.net/cursos-gratuitos/27-ciclo-de-mejora-continua/
79. *Los gabinetes ortopédicos.* Gobierno Vasco, Departamento de Salud. (Consultado 22 diciembre 2021). Disponible en: https://www.euskadi.eus/informacion/los-gabinetes-ortopedicos/web01-a2binpro/es/
80. *Autorización de creación de sección de ortopedia en oficina de farmacia.* Gobierno Vasco, Departamento de Salud. (Consultado 22 diciembre 2021). Disponible en: https://www.euskadi.eus/web01-tramite/es/contenidos/autorizacion/1107/es_5369/es_18654.html